医学影像
诊断与临床实践

文 静 叶印泉 李 燕 李 鹏 主编

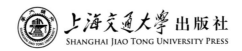
上海交通大学出版社
SHANGHAI JIAO TONG UNIVERSITY PRESS

内容提要

全书分别介绍了神经系统疾病的CT诊断、五官科疾病的CT诊断、呼吸系统疾病的X线诊断、呼吸系统疾病的CT诊断、循环系统疾病的CT诊断、循环系统疾病的MRI诊断和消化系统疾病的CT诊断等内容。所涉及的疾病多为临床常见病，比如脑血管疾病、肺癌及缺血性心脏病等。本书适合医学影像科医师及临床各科医师参考使用。

图书在版编目（CIP）数据

医学影像诊断与临床实践／文静等主编. --上海 ：
上海交通大学出版社，2022.8
ISBN 978-7-313-26487-9

Ⅰ．①医… Ⅱ．①文… Ⅲ．①影像诊断 Ⅳ.
①R445

中国版本图书馆CIP数据核字（2022）第133111号

医学影像诊断与临床实践
YIXUE YINGXIANG ZHENDUAN YU LINCHUANG SHIJIAN

主　　编：文　静　叶印泉　李　燕　李　鹏
出版发行：上海交通大学出版社　　　　　　地　　址：上海市番禺路951号
邮政编码：200030　　　　　　　　　　　　电　　话：021-64071208
印　　制：广东虎彩云印刷有限公司
开　　本：710mm×1000mm 1/16　　　　　经　　销：全国新华书店
字　　数：222千字　　　　　　　　　　　　印　　张：12.75
版　　次：2022年8月第1版　　　　　　　　插　　页：2
书　　号：ISBN 978-7-313-26487-9　　　　印　　次：2022年8月第1次印刷
定　　价：198.00元

编 委 会

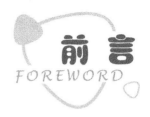

前言
FOREWORD

　　医学影像学是应用医学成像技术对人体疾病进行诊断和在医学影像技术引导下应用介入器材对人体疾病进行微创性诊断和治疗的医学学科,是临床医学的重要组成部分。随着医学影像设备和检查技术的不断创新和发展,影像学检查在临床疾病诊断中的作用愈发重要,影像诊断已从早期单纯依赖形态学变化进行疾病诊断发展为目前集形态、功能和代谢改变为一体的综合诊断体系。这就使得影像技师及临床医师要不断地对影像学知识进行学习、更新,对医学影像诊断要有更深层面的认识。有鉴于此,我们查阅了大量医学影像诊断的相关文献,博采各位专家的经验及心得,在临床工作与医学影像学理论相结合前提下,编写了这本《医学影像诊断与临床实践》一书。

　　本书的编写以实用为目的,对常规的影像技术和临床疾病的诊断进行了较详细的论述,融合了现代医学影像学综合发展的理念。全书七章,分别介绍了神经系统疾病的 CT 诊断、五官科疾病的 CT 诊断、呼吸系统疾病的 X 线诊断、呼吸系统疾病的 CT 诊断、循环系统疾病的 CT 诊断、循环系统疾病的 MRI 诊断和消化系统疾病的 CT 诊断等内容。我们在吸收同类专业书籍精华的同时扩大了新的知识面,对现代临床不断涌现出来的影像新设备、新技术也进行了较详细的讲解,理论联系实际,注重实用性、科学性和系统性,可供医学影像技师及临床各科医师参考。

　　编者在编写过程中虽竭尽所能，但医学影像技术不断出现，不能一一介绍。由于编者学识和编写经验有限，难免存在不足之处，望广大读者予以批评指正。

《医学影像诊断与临床实践》编委会

2021 年 6 月

目 录
CONTENTS

第一章

神经系统疾病的CT诊断

第一节 脑血管疾病的CT诊断

急性期脑血管疾病以脑出血和脑梗死多见,CT 和 MRI 诊断价值大;动脉瘤和血管畸形则需配合数字减影血管造影(digital subtraction angiography,DSA)、计算机体层血管造影(computer tomographic angiography,CTA)或磁共振血管成像(magnetic resonance angiography,MRA)诊断。

一、脑出血

(一)病理和临床概述

脑出血是指脑实质内的出血,依原因可分为创伤性和非创伤性,后者又称原发性或自发性脑出血,多指高血压、动脉瘤、血管畸形、血液病和脑肿瘤等引起的出血,以高血压性脑出血常见,多发生于中老年高血压和动脉粥样硬化患者。出血好发于基底核、丘脑、脑桥和小脑,易破入脑室。血肿及伴发的脑水肿可引起脑组织受压、软化和坏死。血肿的演变分为急性期、吸收期和囊变期,各期时间长短与血肿大小和患者年龄有关。

(二)诊断要点

呈边界清楚的肾形、类圆形或不规则形的均匀高密度影,周围水肿带宽窄不一,局部脑室受压移位(图 1-1)。若脑出血破入脑室,可见脑室内积血。

急性期表现为脑内密度均匀一致的高密度灶,以卵圆形或圆形为主,CT 值为 50~80 Hu;吸收期始于 3~7 天,可见血肿周围变模糊,水肿带增宽,血肿缩小并见密度减低,小血肿可完全吸收;囊变期始于 2 个月以后,较大血肿吸收后常遗留大小不等的囊腔,伴有不同程度的脑萎缩。

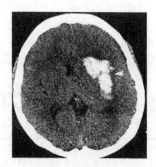

图 1-1　脑出血

女性患者,68 岁,突发言语不清、左侧肢体偏瘫 4 小时就诊,CT
片显示左侧基底核区条片状高密度影,左侧侧脑室受压变形

(三)鉴别诊断

脑外伤出血,结合外伤史可以鉴别。

(四)特别提示

血肿不同演变时期 CT 片显示的密度不同,容易误诊,应密切结合临床进行
判断。

二、脑梗死

(一)病理和临床概述

脑梗死包括缺血性、出血性脑梗死及腔隙性脑梗死。缺血性脑梗死是指脑
血管闭塞导致供血区域脑组织缺血性坏死。其原因:①脑血栓形成,继发于脑动
脉粥样硬化、动脉瘤、血管畸形、炎性或非炎性脉管炎等;②脑栓塞,如血栓、空
气、脂肪栓塞;③低血压和凝血状态。出血性脑梗死是指部分缺血性脑梗死继发
梗死区内出血。腔隙性脑梗死由深部髓质小动脉闭塞所致,为脑深部的小梗死,
在脑卒中病变中占 20%,主要见于中老年人,好发于基底核、内囊、丘脑、放射冠
及脑干。

(二)诊断要点

1.缺血性梗死(图 1-2A)

CT 片示低密度灶,其部位和范围与闭塞血管的供血区一致,皮、髓质同时受
累,多呈扇形。基底贴近硬膜,可有占位效应。2~3 周时可出现"模糊效应",病
灶变为等密度而不可见。增强扫描可见脑回状强化。1~2 个月后形成边界清
楚的低密度囊腔。

2.出血性梗死(图 1-2B)

CT 片示在低密度脑梗死灶内,出现不规则斑点、片状高密度出血灶,占位效

应较明显。

3.腔隙性梗死(图 1-2C)

CT 片表现为脑深部的低密度缺血灶,大小为 5～15 mm,无占位效应。

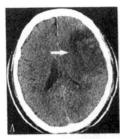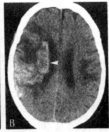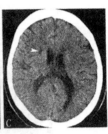

图 1-2 脑梗死

A.男性患者,75 岁,突发肢体偏瘫 1 天,CT 片显示左侧额、颞叶大片低密度梗死灶;
B.女性,64 岁,突发肢体偏瘫 5 小时,经诊断为右侧颞叶大片脑梗死后入院后行溶栓
治疗。3 天后病情加重,CT 片显示右侧颞、顶叶大片出血性脑梗死;C.女性,67 岁,
头昏 3 天,CT 片显示右侧颞叶基底核区腔隙性脑梗死(箭头处)

(三)鉴别诊断

1.胶质瘤

结合病史和影像学诊断及实验室检查可行鉴别诊断。

2.脑炎

结合病史和临床症状及实验室检查可予确诊。

(四)特别提示

CT 检查对急性期及超急性期脑梗死的诊断价值不大,应行 MRI 弥散加权
扫描。病情突然加重时应行 CT 复查,明确有无梗死后出血,即出血性脑梗死,
以指导治疗。

三、动脉瘤

(一)病理和临床概述

动脉瘤好发于脑底动脉环及附近分支,是蛛网膜下腔出血的常见原因。发
生的主要原因是血流动力学改变,尤其是血管分叉部血流动对血管壁形成剪切
力及搏动压力造成的血管壁退化;动脉粥样硬化也是常见因素;另外,常与其他
疾病伴发,如纤维肌肉发育异常、马方综合征等。按形态可分为常见的浆果形、
少见的梭形及罕见的主动脉夹层。浆果形动脉瘤的囊内可有血栓形成。

(二)诊断要点

分为三型:Ⅰ型为无血栓动脉瘤(图 1-3A),平扫呈圆形高密度区,呈均一性

强化；Ⅱ型为部分血栓动脉瘤(图 1-3B)，平扫中心或偏心处高密度区，中心和瘤壁强化，其间血栓无强化，呈靶征；Ⅲ型为完全血栓动脉瘤，平扫呈等密度灶，可有弧形或斑点状钙化，瘤壁呈环形强化。动脉瘤破裂时，CT 图像上多数不能显示瘤体，但可见并发的蛛网膜下腔出血、脑内血肿、脑积水、脑水肿和脑梗死等改变。

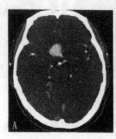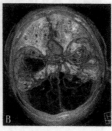

图 1-3　前交通动脉瘤

A.男性患者,24 岁,因不明原因蛛网膜下腔出血而行 CT 检查,增强可见鞍上池前方

有一囊样结节灶,强化程度与动脉相仿;B.CTA 的容积重建显示前交通动脉瘤

(三)鉴别诊断

1.脑膜瘤

脑膜瘤的宽基底部与硬脑膜相接。

2.脑出血

与脑出血鉴别应结合病史及临床症状。

(四)特别提示

CTA 对动脉瘤显示价值重大，可以立体旋转观察载瘤动脉、瘤颈及其与周围血管的空间关系。

四、脑血管畸形

(一)病理和临床概述

脑血管畸形为胚胎期脑血管的发育异常，分为动、静脉畸形，毛细血管扩张症，血管曲张和海绵状血管瘤等。动、静脉畸形最常见，好发于大脑中动脉、后动脉系统，由供血动脉、畸形血管团和引流静脉构成。好发于男性，以 20～30 岁最常见。儿童常以脑出血，成人以癫痫就诊。

(二)诊断要点

显示不规则的混杂密度灶，可有钙化，并呈斑点或弧线形强化，水肿和占位效应缺乏(图 1-4A)。可合并脑血肿、蛛网膜下腔出血及脑萎缩等改变。

(三)鉴别诊断

海绵状血管瘤:增强扫描呈轻度强化,病灶周围无条状、蚓状强化血管影。MRI扫描可显示典型的网格状或爆米花样高低混杂信号,周围见低信号环。

(四)特别提示

CTA扫描价值重大,可以立体旋转观察供血动脉和引流静脉(图1-4B)。MRA扫描显示更清楚。

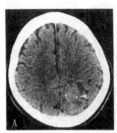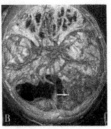

图1-4 颅内动静脉畸形

A.男性,患者19岁,因癫痫不规则发作5年来院检查,CT平扫显示左侧顶、枕部脑实质内可见多发斑点状钙化影,局部脑实质密度增高。DSA检查证实为颅内动静脉畸形;B.CTA的容积重建显示为左侧顶、枕叶脑血管畸形

第二节　颅内感染的CT诊断

颅内感染的病种繁多,包括细菌、病毒、真菌和寄生虫感染,主要通过血行性感染或邻近感染灶直接扩散侵入颅内,少数可因开放性颅脑损伤或手术造成颅内感染。病变包括脑膜炎、脑炎和动静脉炎。

一、脑脓肿

(一)病理和临床概述

脑脓肿以耳源性常见,多发于颞叶和小脑;其次为血源性、鼻源性、外伤性和隐源性等。病理学分为急性炎症期、化脓坏死期和脓肿形成期。

(二)诊断要点

急性炎症期呈大片低密度灶,边缘模糊,伴占位效应,增强扫描无强化;化脓坏死期,低密度区内出现更低密度的坏死灶,呈轻度不均匀性强化;脓肿形成期,平扫见等密度环,内为低密度,并可有气泡影,呈环形强化,其壁完整、光滑、均匀,或呈多房分隔(图 1-5)。

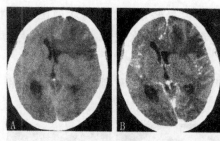

图 1-5　脑脓肿

男性患者,24 岁,因头痛、呕吐 2 天入院,CT 平扫显示左侧额叶不规则低密度灶,占位效应明
显。增强扫描可见病灶呈环形均匀强化,未见明显壁结节,中心低密度区无明显变化,周围水
肿明显,左侧侧脑室前角明显受压移位变形。考虑为脓肿形成,经抗感染治疗后情况好转

(三)鉴别诊断

(1)胶质瘤:胶质瘤的环状强化厚薄不均,形态不规则,常呈花环状、结节状
强化,中心坏死区密度不等,CT 值常>20 Hu。

(2)脑梗死:多见于老年高血压患者,有明确的突发病史,经复查随访,占位效应
减轻。

(3)与肉芽肿病鉴别。

(四)特别提示

CT 诊断该病应结合病史、脑脊液检查。

二、结核性脑膜炎

(一)病理和临床概述

结核性脑膜炎是结核杆菌引起的脑膜弥漫性炎性反应,并波及脑实质,好发
于脑底池。脑膜渗出和肉芽肿为其基本病变,可合并脑结核球、脑梗死和脑
积水。

(二)诊断要点

CT 扫描早期可无异常发现。脑底池大量炎性渗出时,其密度增高,失去正
常透明度;增强扫描脑膜广泛强化,形态不规则。肉芽肿增生则见局部脑池闭塞
并见结节状强化。

脑结核球平扫呈等或低密度灶,增强扫描呈结节状或环形强化。

(三)鉴别诊断

蛛网膜下腔出血,平扫呈高密度影,增强扫描无明显强化,脑底池形态规则,
无局部闭塞及扩张改变。此外,需与脑囊虫病、转移瘤及软脑膜转移等鉴别,需

结合病史进行诊断。

(四)特别提示

CT诊断应结合脑脊液检查、胸部X线片检查等。

三、脑囊虫病

(一)病理和临床概述

脑囊虫病由猪绦虫囊尾蚴在脑内异位寄生所致。人误食绦虫卵或节片后，卵壳被胃液消化后，蚴虫经肠道血流散布寄生于全身。脑囊虫病分为脑实质型、脑室型、脑膜型和混合型。脑内囊虫的数目不一，呈圆形，直径4~5 mm。囊虫死亡后退变为小圆形钙化点。

(二)诊断要点

脑实质型的CT表现为脑内散布多发性低密度小囊，多位于皮、髓质交界区，囊腔内可见致密小点代表囊虫头节。不典型者可表现为单个大囊、肉芽肿、脑炎或脑梗死。脑室型以第四脑室多见。脑膜型多位于蛛网膜下腔，和脑膜粘连，CT直接征象有限，多间接显示局部脑室或脑池扩大，相邻脑实质光滑受压。常合并脑积水。囊壁、头节和脑膜有时可强化。

(三)鉴别诊断

1.蛛网膜囊肿

常位于颅中窝、侧裂池，边缘较平直，可造成颅骨受压迫变薄。

2.转移癌

呈大小不一的圆形低密度灶，增强扫描呈环状、结节状强化，病灶周围明显水肿。

3.脑结核

结合病史、CT特点可以区别。

(四)特别提示

需要结合有无疫区居住史、有无生食史等进行诊断。

四、急性播散性脑脊髓炎

(一)病理和临床概述

急性播散性脑脊髓炎或称急性病毒性脑脊髓炎，可见于病毒（如麻疹、风疹及水痘等）感染后或疫苗（如牛痘疫苗、狂犬病疫苗等）接种后，临床表现为发热、呕吐、嗜睡及昏迷。一般在病毒感染后2~4天或疫苗接种后10~13天发病。发病可能与自身免疫机制有关。

(二)诊断要点

急性期 CT 表现为脑白质内多发、散在性的低密度灶,半卵圆中心区明显,有融合倾向,增强扫描呈环形强化。慢性期 CT 表现为脑萎缩。

急性病毒性脑炎时,CT 扫描主要表现为早期脑组织局部稍肿胀,中、后期可以出现密度减低(图 1-6),增强扫描可以有局部软脑膜强化,增厚改变,脑沟显示欠清。

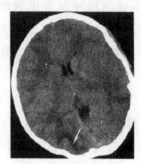

图 1-6　病毒性脑炎

女性患者,11 岁,因头昏嗜睡 2 天入院,CT 片可见右侧枕叶局部
脑皮质肿胀、白质水肿改变,经脑脊液检查证实为病毒性脑炎

(三)鉴别诊断

与软脑膜转移、结核性脑膜炎等鉴别。

(四)特别提示

应进行脑脊液检查。MRI 成像及增强扫描对显示该病有很好的效果。

五、肉芽肿性病变

(一)病理和临床概述

肉芽肿种类繁多,主要有炎症性和非炎症性。侵犯脑内的肉芽肿主要为炎症性,其中以结核性最常见。炎症性肉芽肿是炎症局部形成的主要以巨噬细胞增生构成的境界清楚的结节样病变。病因有结核、麻风、梅毒、真菌、寄生虫、异物及其他疾病等。临床表现与颅内占位类似。

(二)诊断要点

CT 平扫表现等或稍高密度的边界清楚的结节灶(图 1-7)。增强扫描呈结节样强化。也可以因内部发生坏死而呈环形强化。后者常见于结核性肉芽肿。少部分肉芽肿内可见钙化。可呈单发或多发。好发于大脑皮质灰质下区。

(三)鉴别诊断

(1)脑转移肿瘤:水肿较明显,增强扫描呈环状或结节状强化,一般有原发病史,临床复查随访进展明显。

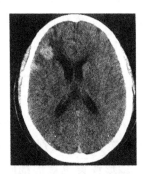

图 1-7　结核性肉芽肿

男性患者,32 岁,因头晕嗜睡 3 天就诊。CT 平扫显示右侧额、颞叶
大脑皮质、灰质下区及灰质区有高密度结节灶,右侧侧脑室前角扩
大伴局部白质区低密度改变,手术病理学检查为结核性肉芽肿

(2)与部分脑肿瘤鉴别困难。

(四)特别提示

应进行脑脊液检查。MRI 成像及增强扫描对显示该病有很好的效果。

第三节　颅脑肿瘤的 CT 诊断

颅内肿瘤是中枢神经系统最常见的疾病之一。原发性颅内肿瘤可以发生在脑组织、脑膜、脑神经、垂体、血管及残余胚胎组织中,继发性颅内肿瘤多来源于身体各个部位的原发性肿瘤。颅内肿瘤的发生以 20～50 岁年龄组最常见,男性稍多于女性。以星形细胞瘤、脑膜瘤、垂体瘤、颅咽管瘤、听神经瘤和转移瘤等较常见。胶质瘤、脑膜瘤和垂体腺瘤为颅内三大原发性肿瘤。可以出现以下症状:颅内高压综合征、神经系统定位体征、内分泌功能失调及脑脊液循环障碍等。

CT 检查目的主要在于确定有无肿瘤,并对其做出定位、定量乃至定性诊断。根据病灶所在的位置及其与脑室、脑池和脑叶的对应关系,以及与相邻硬膜与颅骨结构的比邻关系多不难做出定位诊断。但临界部位的肿瘤,仅轴位扫描可能出现定位困难,需要行薄层扫描后再做进一步多方位重建。MRI 检查因多方位扫描,一般定位无困难。

CT灌注扫描有助于脑瘤内血管生成及血流状态的研究,而脑瘤内血管生成对肿瘤生长、分级及预后有重要影响。CT灌注可以反映血管生成引起的血流量、血容量和毛细血管通透性的改变,从而有助于判断肿瘤的生物学特性,并估计预后情况。

一、星形细胞瘤

(一)病理和临床概述

星形细胞瘤成人多发生于大脑,儿童多发于小脑。按肿瘤组织学分为6种类型,且依细胞分化程度不同分属于不同级别。将星形细胞瘤分为局限性和弥漫性两类。Ⅰ级,即毛细胞型、多形性黄色星形细胞瘤及室管膜下巨细胞型星形细胞瘤,占胶质瘤5%～10%,小儿常见。Ⅱ级星形细胞瘤包括弥漫性星形细胞瘤、多形性黄色星形细胞瘤(Ⅱ级),间变性星形细胞瘤为Ⅲ级,胶质母细胞瘤为Ⅳ级。Ⅰ～Ⅱ级肿瘤的边缘较清楚,多表现为瘤内囊腔或囊腔内瘤结节,肿瘤血管较成熟;Ⅲ～Ⅳ级肿瘤呈弥漫浸润生长,肿瘤轮廓不规则,分界不清,易发生坏死、出血和囊变,肿瘤血管丰富且分化不良。

(二)诊断要点

Ⅰ级星形细胞瘤:①毛细胞型常位于颅后窝,具有包膜,一般显示为边界清楚的卵圆形或圆形囊性变,但内部囊液CT值较普通囊液高,为20～25 Hu。瘤周水肿和占位效应较轻。部分可呈实质性,但密度仍较脑实质低(图1-8)。增强扫描呈无或轻度强化,延迟扫描可见造影剂进入囊内。②多形性黄色星形细胞瘤通常位于大脑皮质的表浅部位,一半以上为囊性,增强后囊内可见强化结节,囊壁不强化。不足一半为实质性,密度不均,有钙化及出血,增强扫描后呈不均强化。③10%～15%的结节性硬化患者可以发生此瘤,常位于室间孔附近,形成分叶状肿块,并可见囊性变及钙化。增强扫描有明显强化。

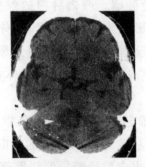

图1-8 毛细胞型星形细胞瘤

男性患者,63岁,因头昏不适3个月来院就诊。CT片显示小脑右侧低密度影,边界尚清;
第四脑室受压变形。病变内部CT值约20 Hu。手术病理学检查为毛细胞型星形细胞瘤

Ⅱ级星形细胞瘤平扫呈圆形或椭圆形的等或低密度区,边界常清楚,但可见局部或弥漫性浸润生长,15%～20%有钙化及出血,增强扫描一般不强化。Ⅲ～Ⅳ级肿瘤多呈高、低或混杂密度的囊性肿块,可有斑点状钙化和瘤内出血,肿块形态不规则,边界不清,占位效应和瘤周水肿明显,增强扫描多呈不规则环形伴壁结节强化,有的呈不均匀性强化(图1-9、图1-10)。

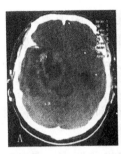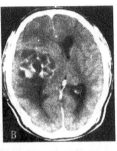

图 1-9　Ⅲ级星形细胞瘤

A、B两图为男性患者,26岁,因头昏1个月,癫痫发作2天,行CT扫描呈左侧颞叶片状不规则高低混杂密度囊性肿块,边界不清,增强扫描呈不规则环形伴壁结节强化。手术病理学检查证实为Ⅲ级星形细胞瘤

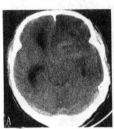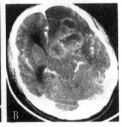

图 1-10　胶质母细胞瘤

A、B两图为男性患者,17岁,因头痛2个月来院就诊,CT片显示左侧额叶密度不均肿块影,边界不清,中心及周围低密度,侧脑室受压变形,中线结构向右移位,增强呈环状中度不均强化肿块影,环形欠规则,厚薄不均,内为不均低密度,病灶前有较大低密度水肿区。手术病理学检查证实为胶质母细胞瘤

(三)鉴别诊断

(1)脑梗死:与Ⅱ级星形细胞瘤相鉴别。一般脑梗死与相应供血血管的区域形态相似,如楔形、扇形及底边在外的三角形等,无或轻微占位效应,并且2～3周后增强扫描可见小斑片状或结节状强化。

(2)脑脓肿:有相应的临床症状,增强扫描厚壁强化较明显。

(3)转移瘤一般多发,有明显的水肿。

(四)特别提示

CT 扫描对星形细胞瘤诊断价值有限,MRI 扫描对颅内病变显示尤为清晰,并可以多方位、多参数成像,应补充 MRI 检查。

二、脑膜瘤

(一)病理和临床概述

脑膜瘤多见于中年女性,起源于蛛网膜粒帽细胞,多居于脑外,与硬脑膜粘连。好发部位为矢状窦旁、脑凸面、蝶骨嵴、嗅沟、桥小脑角、大脑镰和小脑幕等,少数肿瘤位于脑室内。肿瘤包膜完整,多由脑膜动脉供血,血运丰富,常有钙化,少数有出血、坏死和囊性变。组织学分为上层型、纤维型、过渡型、砂粒型及血管瘤型等 15 型。脑膜瘤以良性为最常见,少部分为恶性、侵袭性生长。

(二)诊断要点

平扫肿块呈等或略高密度影,常见斑点状钙化。多以广基底与硬脑膜相连,类圆形,边界清楚,瘤周水肿轻或无,静脉或静脉窦受压时可出现中度或重度水肿。颅板侵犯引起骨质增生或破坏。增强扫描呈均匀性显著强化(图 1-11)。

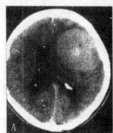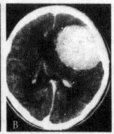

图 1-11　纤维型脑膜瘤

A、B 两图 CT 检查显示肿瘤为卵圆形、均匀的略高密度灶,与硬脑膜相连,邻近脑沟消失,有白质受压征,增强扫描后呈明显均匀强化。术后病理学检查证实为纤维型脑膜瘤

少数恶性或侵袭性脑膜瘤可以侵犯脑实质及局部骨皮质,但基本也基于局部脑膜向内、外发展。

(三)鉴别诊断

(1)转移瘤:一般有大片裂隙样水肿及多发病变,较容易鉴别。

(2)胶质瘤:一般位于脑内,与脑膜有关系者,可见为窄基底相接,增强扫描强化不如脑膜瘤。

(3)神经鞘瘤:位于桥小脑角区时较难鉴别,但 MRI 扫描有较大意义。

(四)特别提示

CT 扫描对该病有较好的价值,但显示与脑膜的关系不如 MRI 扫描。

三、垂体瘤

(一)病理和临床概述

绝大多数为垂体腺瘤。按其是否分泌激素可分为非功能性腺瘤和功能性腺瘤。直径<10 mm者为微腺瘤,直径>10 mm者为大腺瘤。肿瘤包膜完整,较大肿瘤常因缺血或出血而发生坏死、囊性变,偶可钙化。肿瘤向上生长可穿破鞍膈突入鞍上池,向下可侵入蝶窦,向两侧可侵入海绵窦。

(二)诊断要点

肿瘤较大时,蝶鞍可扩大,鞍内肿块向上突入鞍上池,或侵犯一侧或者两侧海绵窦。肿块呈等或略高密度影,内常有低密度灶,均匀、不均匀或环形强化。

局限于鞍内直径<10 mm的微腺瘤,宜采取冠状面观察,平扫不易显示,增强扫描呈等、低或稍高密度结节(图1-12)。间接征象有垂体高度直径>8 mm,垂体上缘隆突,垂体柄偏移和鞍底下陷。

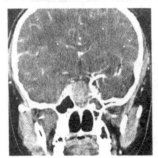

图1-12 垂体腺瘤

CT检查示垂体窝内类圆形稍高密度影,边界清楚,蝶鞍扩大,鞍底下陷;增强扫描呈均匀强化。术后病理学检查证实为垂体腺瘤

(三)鉴别诊断

(1)颅咽管瘤:位于鞍区一侧,位于鞍区时,鞍底无下陷或鞍底骨质无变化。

(2)脑膜瘤:位于蝶嵴的脑膜瘤与脑膜关系密切。

(四)特别提示

注意部分垂体微腺瘤需要冠状位CT扫描,可以显示垂体柄偏移,正常垂体柄位正中或下端极轻的偏斜(倾斜角为1.5°左右),若明显偏移肯定为异常。矢状位、冠状位MRI扫描对显示正常垂体及垂体病变有重要价值。

四、听神经瘤

(一)病理和临床概述

听神经瘤为成人常见的颅后窝肿瘤。起源于听神经鞘膜,早期位于内耳道内,以后长入桥小脑角池,包膜完整,可出血、坏死及囊性变。

(二)诊断要点

头颅 X 线片示内耳道呈锥形扩大,骨质破坏。CT 扫描示桥小脑角池内等、低或高密度肿块,瘤周轻、中度水肿,偶见钙化或出血,增强扫描呈均匀、非均匀或环形强化(图 1-13)。第四脑室受压移位,伴幕上脑积水。骨窗观察见内耳道呈锥形扩大。

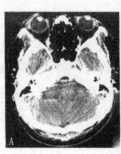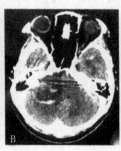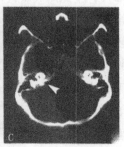

图 1-13 听神经瘤 CT 检查

A、B.女性患者,29 岁,右侧耳鸣 7 个月,近来加重伴共济失调,CT 扫描可见右侧桥小脑角区肿块,宽基于岩骨尖,内有大片囊变区。增强扫描呈实质部分明显强化;C.骨窗观察可见右侧内听道喇叭口扩大(箭头所指),图 C"十"字所示为颈静脉孔

(三)鉴别诊断

1.桥小脑脚区的脑膜瘤

CT 骨窗观察可见内听道无喇叭口样扩大是重要征象。

2.表皮样囊肿

匍行生长、沿邻近蛛网膜下腔铸型发展、包绕其内神经和血管和无水肿等可以鉴别,MRI 扫描对诊断该疾病有很好的优势。

3.颅咽管瘤

CT 扫描可见囊实性病变伴包膜蛋壳样钙化。

4.特别提示

内听道处行薄层扫描,内耳道呈锥形扩大。行局部轴位、冠状位高强场 MRI 扫描可以显示位于内听道内较小的肿瘤。

五、颅咽管瘤

(一)病理和临床概述

颅咽管瘤来源于胚胎颅咽管残留细胞的良性肿瘤,以儿童多见,多位于鞍上。肿瘤可分为囊性和实性,囊性多见,囊壁和实性部分多有钙化,常见为鸡蛋壳样钙化。

(二)诊断要点

鞍上池内类圆形肿物,压迫视交叉和第三脑室前部,可出现脑积水。肿块呈不均匀低密度为主的囊实性改变或呈类圆形囊性灶(图1-14A)。囊壁可以有鸡蛋壳形钙化,实性部分也可见不规则钙化,呈高密度影。囊壁和实性部分增强扫描呈环形均匀或不均匀强化,部分颅咽管瘤呈实性(见图1-14B)。

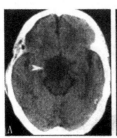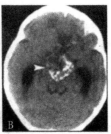

图 1-14 颅咽管瘤

A.男性患者,13岁,头昏来院检查,CT扫描显示鞍上池内囊性占位,边界清楚。手术病理学检查证实为囊性颅咽管瘤;B.男性患者,65岁,因双眼复视3年,近来数月有加重来院就诊,CT扫描显示鞍上池区囊实性肿块,壁多发钙化,边界清楚。手术病理学证实为实性颅咽管瘤

(三)鉴别诊断

垂体瘤及囊性变、脑膜瘤等。

(四)特别提示

冠状位CT扫描更有帮助,应补充MRI扫描。

六、转移瘤

(一)病理和临床概述

转移瘤多发于中老年人。顶、枕区常见,也见于小脑和脑干。多来自肺癌、乳腺癌、前列腺癌、肾癌和绒癌等原发灶,经血行转移而来。常为多发,易出血、坏死、囊性变,瘤周水肿明显。临床上,一般有原发肿瘤病史,后出现突发的肢体障碍或头痛等症状,也有部分患者因出现神经系统症状,经检查发现脑内转移灶后再进一步查找原发灶。

(二)诊断要点

典型征象是"小肿瘤、大水肿",部分肿瘤平扫无显示,增强扫描后显示清晰,可以只有很小的肿瘤病灶,便可出现大片指压状水肿低密度影(图1-15)。

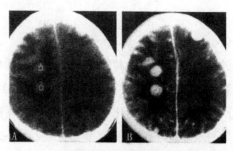

图 1-15　转移瘤

男性患者,68 岁,1 年前有右下肺癌手术切除病史,7 天前无明显诱
因下出现头痛、呕吐,CT 检查可见双侧额顶叶可见多发类圆形结节
灶,周围可见大片水肿带,增强病灶明显均匀强化,边界清晰

(三)鉴别诊断

(1)脑囊虫病:有疫区居住史,可见壁结节或钙化,脑炎,一般结合临床表现
及实验室检查可以做出诊断。

(2)多发脑膜瘤:根据有无水肿及与脑膜的关系可以鉴别。

(3)胶质母细胞瘤:瘤内有出血、坏死,增强扫描呈显著不均匀强化等。

(四)特别提示

需注意的是部分肿瘤要增强扫描才能显示,MRI 扫描显示效果要优于 CT。

七、少突神经胶质瘤

(一)病理和临床概述

少突神经胶质瘤多发于 30～50 岁,约占颅内肿瘤 3%。以额叶、顶叶等常
见,很少发生于小脑和脑桥。肿瘤发生于白质内,沿皮质灰质方向生长,常累及
软、硬脑膜,可侵及颅骨和头皮。肿瘤缺乏血供,多钙化,钙化常位于血管壁和血
管周围。可以伴囊性变和出血。病理学上则可以分为单纯型和混合型,但影像
学上则难以区分。

(二)诊断要点

好发于额叶。肿瘤位置一般较表浅,位于灰质或灰质下区,边界清楚或不清
楚。肿瘤内囊变及钙化使密度不均匀,呈高、低混杂密度。钙化多为条带状、斑
块状及大片絮状,囊性变可以呈单囊或多囊,少见出血。瘤周水肿及占位效应较
轻微(图 1-16)。

(三)鉴别诊断

1.星形细胞瘤

星形细胞瘤常位于脑白质及其深部,而少突神经胶质瘤位于脑表浅皮质和

皮质灰质下区。

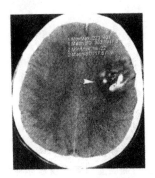

图 1-16　少突神经胶质瘤

男性患者,42岁,癫痫偶发1年,发作间隔缩短约2个月,CT扫描显示
左侧额顶叶边界清楚肿瘤,内可见条片状钙化,钙化CT值约303 Hu,
占位效应轻微。手术病理学检查证实为少支胶质瘤

2.脑颜面血管综合征

一般为小点状钙化,有明显的三叉神经分布区域颜面部血管痣等。

(四)特别提示

需要注意的是与一般钙化和血管畸形的钙化相鉴别。MRI扫描显示软组织肿瘤的效果要优于CT扫描,但显示钙化的效果较差。

八、室管膜瘤

(一)病理和临床概述

室管膜瘤为发生于脑室壁与脊髓中央管室管膜细胞的神经上皮瘤,多发于儿童及青少年,占颅内肿瘤1.9%～7.8%。占小儿颅内肿瘤的13%,男女比例为3∶2。室管膜瘤为中等恶性肿瘤。多于术后通过脑脊液种植转移。好发部位以第四脑室底部最为常见,其次为侧脑室、第三脑室、脊髓、终丝和脑实质。临床表现因肿瘤生长部位不同而异,一般主要有颅内压增高、抽搐及视野缺损等,幕下肿瘤还可以伴有共济失调。

(二)诊断要点

幕下室管膜瘤为等、稍低密度的软组织肿块,有时可以在肿瘤周围见到残存第四脑室及瘤周的水肿,呈低密度环状影。CT扫描可以显示瘤内钙化及出血,钙化约占一半,呈点状或位于瘤周。增强扫描肿瘤有轻至中度强化(图1-17)。

(三)鉴别诊断

(1)髓母细胞瘤:一般位于幕下,应行矢状位MRI扫描,可显示发生部位为小脑蚓部。

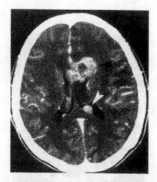

图 1-17　侧脑室内室管膜瘤伴种植转移

男性患者,19岁,因头昏1个月,抽搐1天就诊,CT扫描可见左侧侧脑室前
角肿块,瘤内有囊变,左侧侧脑室体部后壁可见一结节灶。增强扫描肿块
及结节有明显强化。手术病理学检查证实为侧脑室内室管膜瘤伴种植转
移。幕上室管膜瘤囊变及出血较幕下多见,肿瘤有较显著强化

（2）毛细胞星形细胞瘤。

（四）特别提示

矢状位及冠状位 MRI 扫描显示肿瘤与第四脑室关系非常有优势,对诊断有
重大价值。

九、髓母细胞瘤

（一）病理和临床概述

髓母细胞瘤好发于颅后窝,以小脑蚓部最常见,多发于男性儿童,约占儿童
颅后窝肿瘤的18.5%。髓母细胞瘤为原始神经外胚层瘤,恶性程度较高。一般
认为髓母细胞瘤起源于髓帆生殖中心的胚胎残余细胞,位于蚓部或下髓帆,再向
下生长而填充枕大池。本病起病急,病程短,多在 3 个月内死亡。

（二）诊断要点

平扫为边缘清楚的等或稍高密度肿瘤,周边可见低密度第四脑室影
（图 1-18）。增强扫描主要呈中等或轻度强化,少部分可以明显强化或不
强化。

（三）鉴别诊断

与第四脑室室管膜瘤、毛细胞星形细胞瘤等鉴别。

（四）特别提示

矢状位及冠状位 MRI 扫描显示肿瘤与第四脑室关系非常有优势,对诊断有
重大价值。

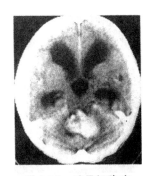

图 1-18 髓母细胞瘤

患者 3 岁,因呕吐、步态不稳 2 周就诊,CT 增强扫描可见第四脑室内肿块,有中等均匀强化。手术病理学检查证实为髓母细胞瘤

十、原发性淋巴瘤

(一)病理和临床概述

中枢神经系统原发性淋巴瘤是相对罕见的颅内肿瘤,占颅内原发瘤的 0.8%～1.5%。均为非霍奇金病。但近年来由于获得性免疫缺陷综合征(acquired immunodeficiency syndrome,AIDS)及器官移植术后服用大量免疫抑制药的患者增多,淋巴瘤的发生率逐年增高。原发性淋巴瘤恶性程度高,病程短,如不及时治疗,患者将会在短期内死亡。因此,早期诊断意义重大。好发于额叶、颞叶、基底核区及丘脑,也可以发生于侧脑室周围白质、胼胝体、顶叶、三角区、鞍区、小脑半球及脑干。临床表现无特异性,主要有:①基底部脑膜综合征,头痛、颈项强直、脑神经麻痹及脑积水等,脑脊液检查可见瘤细胞;②颅内占位症状,癫痫、精神错乱、痴呆、乏力及共济失调等。

(二)诊断要点

平扫大多数为稍高密度肿块,也可以表现为等密度,一般密度均匀,呈圆形或类圆形,边界多数较清楚或呈浸润性生长使边界欠清。瘤内囊变、出血、钙化相对少见。肿瘤可以单发,亦可以多发,大小不等。病灶占位效应轻微,瘤周水肿轻或中等(图 1-19)。

继发于 AIDS 或其他免疫功能缺陷时,病理上常有瘤中心坏死,CT 扫描表现为低密度灶。增强扫描肿瘤大多数呈均匀强化,少数形态不规则,边缘不清及强化不均匀。沿室管膜种植转移者可见室管膜不均匀增厚,并有明显强化。侵及脑膜者亦如此。AIDS 患者病灶可见低密度周围的环形强化。

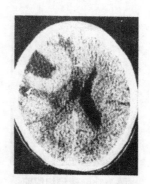

图 1-19　原发性淋巴瘤

男性患者,36 岁,因头痛 1 周来院就诊,CT 平扫见右侧额叶巨大肿块,呈类圆形
稍高密度,中央有低密度影,宽基于脑膜。手术病理学检查证实为原发性淋巴瘤

(三)鉴别诊断

(1)继发淋巴瘤:临床上有 AIDS 或器官移植史,一般难以鉴别。

(2)转移瘤:多发,有大片水肿。

(3)其他:需要鉴别的还有星形细胞瘤、脑膜瘤等。

(四)特别提示

CT 与 MRI 扫描均可以作为首选方法,但 MRI 增强扫描剂量增加后可以显示小病变,T_2WI 显示瘤周水肿效果非常好。

十一、血管母细胞瘤

(一)病理和临床概述

血管母细胞瘤又叫成血管细胞瘤,是起源于内皮细胞的良性肿瘤,占中枢神经系统原发性肿瘤的1.1%～2.4%。好发于小脑,亦见于延髓及脊髓,罕见于幕上。发生于任何年龄,以中年男性多见。病理学常为囊性,含实性壁结节,壁结节常靠近软脑膜,以便于接受血供。实性者常为恶性,预后较差。临床症状较轻微或呈间歇性,有头痛、头晕、呕吐、眼球震颤及言语不清等症状。

(二)诊断要点

平扫时囊性肿瘤表现为均匀的低密度灶,囊液内因含蛋白及血液,密度较脑脊液稍高,囊性肿瘤的壁结节多为等或稍低密度(图 1-20A)。增强扫描后囊性肿瘤壁不强化或轻度强化,壁结节明显强化(图1-20B)。

实性肿瘤多为等或稍低密度混杂灶,呈轻度或中等强化。

(三)鉴别诊断

囊性肿瘤需与星形细胞瘤、脑脓肿及转移瘤相鉴别。实性肿瘤需与星形细胞瘤等相鉴别。

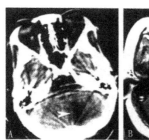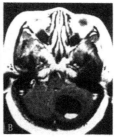

图 1-20　血管母细胞瘤

A.男性患者,48岁,因头痛、呕吐及共济失调来院就诊,CT平扫有左侧小脑半球可
见囊性灶,边界及壁结节显示欠清。手术病理学检查证实为血管母细胞瘤;B.与前
者为同一患者,MRI增强扫描显示囊性灶,壁轻微强化,后壁上有明显强化的壁结节

(四)特别提示

CT平扫不容易发现壁结节,增强扫描效果较好,但与MRI比较应以后者作
为首选方法,MRI多方位增强扫描显示壁结节效果极佳。

第四节　脱髓鞘疾病的CT诊断

一、病理和临床概述

脱髓鞘疾病是一组以神经组织髓鞘脱失为主要病理学改变的疾病,可分为
原发性和继发性两类。多发性硬化是继发性脱髓鞘疾病中最常见的一种,病因
不明,以脑室周围髓质和半卵圆中心多发性硬化斑为主,也见于脑干、脊髓和视
神经。20~40岁女性多见。临床上,呈多灶性脑损害,或伴有视神经和脊髓症
状。病程缓解与发作交替进行且呈进行性加重。

二、诊断要点

侧脑室周围和半卵圆中心平扫显示多灶性低或等密度区,也见于脑皮质、小
脑、脑干和脊髓,多无占位效应。活动期病灶有强化,激素治疗后或慢性期则无
强化。

三、鉴别诊断

(一)老年脑

可以出现脑白质变化,但正常老年人无多发性硬化的临床病表现,且很少在60岁以后发病。

(二)系统性红斑狼疮(SLE)

患者有时脑白质改变类似多发性硬化,但脑室周围白质变化较重,外周部分白质变化较轻,脑皮质常伴萎缩。

四、特别提示

MRI 扫描对硬化斑的显示远较 CT 扫描敏感,尤其是在小脑和脑干。激素治疗效果较好。MRI 矢状面上有特征性表现,病灶为条状垂直于侧脑室。硬化斑 T_1WI 呈稍低或等信号,T_2WI 和水抑制像均呈高信号。

第五节 颅脑外伤的 CT 诊断

颅脑外伤是神经外科的常见病,国内统计占损伤的第 1～2 位,为年轻人第 1 位死因。颅脑外伤多由直接暴力所致,极少可由间接暴力引起。且受力部位不同和外力类型、大小、方向不同,可造成不同程度的颅内损伤,如脑挫裂伤、脑内及外出血等。脑外出血又包括硬膜外、硬膜下和蛛网膜下腔出血。急性脑外伤病死率高。CT 扫描应用以来,脑外伤诊断水平不断提高,极大地降低了病死率和病残率。

一、脑挫裂伤

(一)病理和临床概述

脑挫裂伤是临床最常见的颅脑损伤之一,包括脑挫伤和脑裂伤。脑挫伤是指外力作用下脑组织发生的局部静脉淤血、脑水肿、脑肿胀和散在的小灶性出血。脑裂伤则是指脑膜、脑组织或血管撕裂。两者常合并存在,故统称为脑挫裂伤。

(二)诊断要点

CT 扫描表现为低密度脑水肿区内散布的斑点状高密度出血灶。小灶性出血可以互相融合,病变小而局限时可以没有占位效应征象,但广泛者可以有占位征象(图 1-21)。

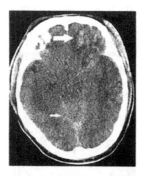

图 1-21　颅脑外伤 2 小时后 CT 扫描

大箭头所示为左侧额叶挫裂伤,小箭头为小脑上池蛛网膜下腔出血

早期低密度水肿不明显,随着时间推移,水肿区逐渐扩大,第3～5天达到高峰,以后出血灶演变为低密度,最终形成软化灶。

(三)鉴别诊断

(1)部分容积效应,前颅底骨可能因部分容积效应反映到脑额叶高密度影,但薄层扫描后即消失。

(2)出血性脑梗死,有相应的临床表现和病史。

(四)特别提示

CT 扫描可以快速诊断,病变小者若治疗及时一般能痊愈,不遗留或很少有后遗症。病变较大者形成软化灶。

二、脑内血肿

(一)病理和临床概述

外伤性脑内血肿约占颅内血肿的 5%。多发生于额、颞叶,即位于受力点或对冲部位脑表面区,与高血压性脑出血好发位置不同。绝大多数为急性血肿且伴有脑挫裂伤和(或)急性硬膜下血肿。少数为迟发血肿,多于伤后 48～72 小时内复查 CT 时发现。

(二)诊断要点

CT 扫描表现为边界清楚的类圆形高密度灶(图 1-22)。血肿进入亚急性期时呈等密度,根据占位效应和周围水肿,结合外伤史,CT 扫描仍能诊断。

(三)鉴别诊断

主要与高血压性脑出血鉴别,根据有无外伤史可助鉴别。

(四)特别提示

CT 扫描可以快速诊断,如果血肿较大,可以进行立体定向血肿穿刺抽吸术。

如外伤后 CT 扫描原来无血肿但有进行性意识障碍者,应及时进行 CT 复查,以排除迟发性血肿。

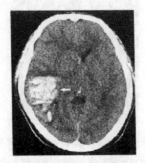

图 1-22　脑内血肿

颅脑急性外伤后 6 小时行 CT 扫描,可见右侧颞叶脑内血肿,
周边可见低密度水肿带,右侧侧脑室受压改变,中线结构左移

三、硬脑膜外血肿

(一)病理和临床概述

硬脑膜外血肿是指位于颅骨内板与硬脑膜之间的血肿,临床常见,占颅内血肿的 30%。主要因脑膜血管破裂所致,脑膜中动脉常见,血液聚集硬脑膜外间隙。硬脑膜与颅骨内板粘连紧密,故血肿较局限,呈梭形。临床表现因血肿大小、部位及有无合并伤而异。典型表现为外伤后昏迷、清醒及再昏迷。此外,有颅内压增高表现,严重者可出现脑疝。

(二)诊断要点

CT 扫描表现为颅板下见局限性双凸透镜形、梭形或半圆形的高密度灶(图 1-23),多数密度均匀,但亦可不均匀,呈高、等混杂密度影,主要由新鲜出血与血凝块收缩时析出的血清混合所致。

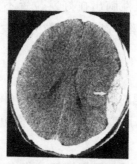

图 1-23　硬脑膜外血肿

颅脑外伤后 3 小时行 CT 扫描,左侧颞叶可见梭形高密度影,手术证实为硬脑膜外血肿

　　硬脑膜外血肿多位于骨折附近,一般不跨越颅缝,跨越者常以颅缝为中心呈"3"字形。

(三)鉴别诊断

　　主要与高血压性脑出血鉴别,根据有无外伤史可助鉴别。

(四)特别提示

　　CT扫描对硬脑膜外血肿具有很重要的诊断价值,应注意的是硬脑膜外血肿一般伴有局部颅骨骨折。

四、硬脑膜下血肿

(一)病理和临床概述

　　硬脑膜下血肿是指位于硬脑膜与蛛网膜之间的血肿,临床常见,占颅内血肿的40%。主要因静脉窦损伤出血所致。血液聚集于硬脑膜下腔,沿脑表面分布。急性期是指外伤后3天内发生的血肿,约占硬脑膜下血肿的70%。病情多较危重,常有意识障碍。亚急性期是指外伤后4天～3周内发生的血肿,约占硬脑膜下血肿的5%,原发性损伤一般较轻,出血较慢,血肿形成较晚,临床表现较急性者出现晚且轻。慢性期是指伤后3周以上发生的血肿,约占硬脑膜下血肿的25%。慢性硬脑膜下血肿并非是急性或亚急性硬脑膜下血肿的迁延,而是有其自身的病理学过程。可为直接损伤或间接的轻微损伤,易被忽略。好发于老年人,为脑萎缩使脑表面与颅骨内板间隙增宽,外伤时脑组织在颅腔内移动度较大所致的血管断裂出血。慢性硬脑膜下血肿常不伴有脑挫裂伤,为单纯性硬脑膜下血肿。患者症状轻微,多于伤后数周或数月出现颅内压增高、神经功能障碍及精神症状来就诊。

(二)诊断要点

　　急性期见颅板下新月形或半月形高密度影,常伴有脑挫裂伤或脑内血肿,脑水肿和占位效应明显(图1-24)。亚急性期表现为颅板下新月形或半月形高、等密度或混杂密度区,1～2周后可演变为等密度。慢性期表现为颅板下新月形或半月形低密度、等密度、高密度或混杂密度区。血肿的密度和形态与出血时间、血肿大小、吸收情况及有无再出血有关。

(三)鉴别诊断

　　主要与硬脑膜外血肿鉴别,硬脑膜下血肿呈新月形,可以跨越颅缝。

(四)特别提示

　　CT扫描对急性硬脑膜下血肿诊断很有价值,但对亚急性、慢性硬脑膜下血肿却显示欠佳,血液因其顺磁性,所以在MRI片中显示非常清楚,应进一步行MRI扫描。

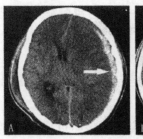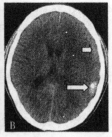

图 1-24　硬脑膜下血肿

A.颅脑外伤 5 小时后行 CT 扫描,可见左侧额、颞、顶叶颅板下新月形高密
度影,手术证实为硬脑膜下血肿;B.1 周前有颅脑外伤史的患者,CT 扫描
发现左侧额、颞、顶叶颅板下新月形等密度影(小箭头处),部分有高密度
(长箭头处)为新鲜出血,手术证实为慢性硬脑膜下血肿伴少量新鲜出血

五、外伤性蛛网膜下腔出血

(一)病理和临床概述

外伤性蛛网膜下腔出血,有近期外伤史,由蛛网膜小血管破裂所致,多位于
大脑纵裂和脑底池。脑挫裂伤是外伤性蛛网膜下腔出血的主要原因,两者常
并存。

(二)诊断要点

CT 扫描表现为脑沟、脑池内密度增高影,可呈铸形。大脑纵裂出血多见,形
态为中线区纵行窄带形高密度影。出血亦见于外侧裂池、鞍上池、环池、小脑上
池或脑室内。蛛网膜下腔出血形成的积血一般于7 天左右被吸收。

(三)鉴别诊断

结核性脑膜炎,根据近期外伤史和临床症状容易鉴别。

(四)特别提示

CT 扫描在急性期显示较好,积血一般数天后被吸收消失。伤后 5～7 天后,
CT 扫描难以显示,血液因其顺磁性,所以在 MRI 中显示非常清楚,故应行 MRI
检查。

六、硬脑膜下积液

(一)病理和临床概述

硬脑膜下积液又称硬脑膜下水瘤,占颅脑外伤的 0.5%～1.0%。由外伤致
蛛网膜撕裂,使裂口形成活瓣,导致脑脊液聚积。可因出血而形成硬脑膜下血
肿。临床上,可无症状,也可以有颅内压增高的表现。

(二)诊断要点

CT 扫描表现为颅骨内板下方新月形均匀低密度区,密度与脑脊液相似,多位于双侧额部。纵裂硬脑膜下积液表现为纵裂池增宽,大脑镰旁为脑脊液样低密度区(图 1-25)。

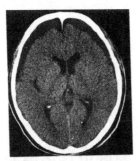

图 1-25 硬脑膜下积液

颅脑外伤 7 天后 CT 复查示双侧额、颞部颅板下新月形低密度影,为硬脑膜下积液

(三)鉴别诊断

老年性脑萎缩,根据年龄情况和其他部分脑实质有无萎缩等情况可以鉴别。

(四)特别提示

CT 扫描诊断硬脑膜下积液时应结合临床病史及年龄等因素。

第二章

五官科疾病的CT诊断

第一节 眼部常见疾病的CT诊断

一、眼部外伤

(一)眼部异物

1.病理和临床概述

眼部异物为常见眼部外伤,异物分为金属性(铜、铁、钢、铅及其合金)和非金属性(玻璃、塑料、橡胶及沙石等);眼部异物可产生较多并发症,如眼球破裂、晶状体脱位、眼球固缩、出血和血肿形成、视神经创伤、眶骨骨折、海绵窦动静脉瘘及感染等;临床表现多样。

2.诊断要点

金属异物CT扫描表现为高密度影,CT值＞2 000 Hu,周围可有明显的放射状金属伪影;非金属异物又可分为:①高密度,如沙石、玻璃,CT值＞300 Hu,一般无伪影;②低密度,如植物类、塑料,CT值为－199～＋20 Hu(图2-1)。

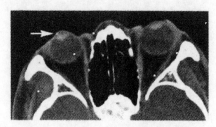

图 2-1 右眼异物

右侧眼角膜见小点状高密度影,临床证实为石头溅入

3.鉴别诊断

(1)眼内钙化:分为眼球内钙化和球后眶内钙化,多见于肿瘤、血管性病变,CT扫描可见肿块影,可以区别。

(2)人工晶体:询问病史可以区别。

(3)眶内气肿:异物具有固定的形状,有助于区别。

4.特别提示

X线不易确定异物位于眼球内或眼球外,CT扫描能准确显示异物的部位、数目及其并发症,并能定位。对于密度同玻璃体相近的异物,CT扫描不能显示,MRI扫描显示良好。

(二)眼球及眶部外伤

1.病理和临床概述

眼球及眶部外伤包括软组织损伤和眼部骨折。前者以晶状体破裂和眼球穿通伤多见。晶状体破裂表现为外伤性白内障、视力下降或丧失;穿通伤致眼球破裂,最终致眼球萎缩、眼球运动障碍及视力丧失。后者以眶壁、视神经管骨折多见。

2.诊断要点

(1)晶状体破裂CT扫描表现为晶状体密度减低直至晶状体影像和玻璃体等密度而消失。

(2)穿通伤常伴局部出血(血肿)、少量积气、晶状体脱位、视神经损伤及眼球破裂等表现。

(3)眼眶骨折多发生于骨壁较薄弱部位,如眼眶内侧壁、眶底、眶尖及蝶骨大翼骨折等。表现为骨质连续性中断。

(4)CT扫描还可以确定眼内容物,视神经、眼肌、球后脂肪损伤情况及视神经管骨折情况(图2-2)。

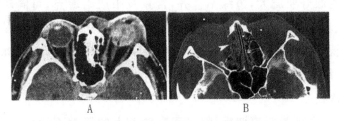

A   B

图2-2　眼球及眶部外伤

A.左侧眼球密度增高及球内可见少量气体,眼睑软组织肿胀

B.右侧眼眶内侧壁骨折,筛窦密度增高,内直肌挫伤肿胀

3.鉴别诊断

一般多有明确外伤史。正常眼眶内侧壁局部可为膜状结构,需与骨折鉴别。骨折时内直肌常表现挫伤改变。

4.特别提示

早期诊断眼部外伤情况,对决定治疗方法和预后很重要。CT扫描能充分提供外伤信息。对于眼外肌和其周围纤维化情况,CT扫描有时不能区分,MRI扫描显示更好。

二、眶内炎性病变

(一)炎性假瘤

1.病理和临床概述

炎性假瘤病因不清,可能与免疫功能有关。本病男性多于女性,中年以上为主,一般为单侧发病,少数病例可以双侧发病。根据炎症累及的范围,可分为眶隔前炎型、肌炎型、泪腺炎型、巩膜周围炎型、神经束膜炎型及弥漫型炎性假瘤。也有人将炎性假瘤分为4型:弥漫型、肿块型、泪腺型和肌炎型。急性期主要为水肿和轻度炎性浸润。浸润细胞包括淋巴细胞、浆细胞和嗜酸性细胞。发病急,表现为眼周不适或疼痛、眼球转动受限、眼球突出、球结膜充血水肿、眼睑皮肤红肿、复视和视力下降等。症状的出现与炎症累及的眼眶结构有关。亚急性期和慢性期为大量纤维血管基质形成。病变逐渐纤维化,症状和体征可于数周至数月内缓慢发生,持续数月或数年。对激素治疗有效,但容易复发。

2.诊断要点

按CT表现可以一般按后者分型:肿块型、肌炎型、泪腺型和弥漫型。以肌炎型和肿块型较为常见。肿块型表现为球后边缘清楚、密度均匀的软组织肿块。可以同时显示眼环增厚、眼外肌和视神经增粗、密度增高及边缘不整齐等改变;肌炎型表现为眼外肌肥大,边缘不整齐,常累及眼肌附着点,可同时显示泪腺肿大;泪腺型表现为泪腺呈半圆形、扁形、肿块状增大,边界清楚;弥漫型表现为眼外肌肥大和视神经增粗,且密度增高、眼环增厚,泪腺弥漫性增大,球后间隙密度增高,眶内各结构显示欠清(图2-3)。

3.鉴别诊断

格氏眼病,表现为肌腹增粗,附着于眼球壁上的肌腱不增粗,常是双侧下直肌、上直肌及内直肌肌腹增粗,临床有甲状腺功能亢进表现。部分患者横断位扫描眼外肌增粗如肿块样,应行冠状位CT检查或MRI检查。

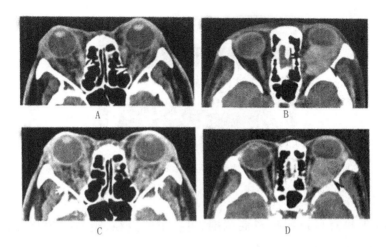

图 2-3　炎性假瘤

A、B为弥漫型炎性假瘤,眼外肌肥大和视神经增粗,且密度增高、眼环增厚,泪腺呈弥漫型增
大,球后间隙密度增高,眶内各结构显示欠清,增强扫描呈不均匀中等强化;C、D为肿块型炎
性假瘤,左眼眶球后视神经与外直肌间可见一肿块,边界尚清,增强扫描有轻度均匀强化

4.特别提示

炎性假瘤经临床激素治疗后可以明显好转。

(二)眶内蜂窝织炎

1.病理和临床概述

眶内蜂窝织炎为细菌引起的软组织急性炎症,病菌多为溶血性链球菌或金
黄色葡萄球菌。大多为鼻窦或眼睑炎症蔓延所致,或由于外伤、手术、异物及血
行感染等引起。临床表现为发热、眼睑红肿、球结膜充血、运动障碍及视力降低。
若感染未及时控制,可引起海绵窦及颅内感染。

2.诊断要点

CT检查可以明确显示病变范围,区别炎症与脓肿。表现为眼睑软组织肿
胀;眼外肌增粗,边缘模糊;眶内脂肪影为软组织密度取代,内见条状高密度影,
泪腺增大;骨膜下脓肿表现为紧贴骨壁肿块,见小气泡影或环状强化(图2-4)。

部分患者有眼球壁增厚,密度同眼外肌或略低,增强扫描后病变呈明显不均
匀强化。

发生骨髓炎表现为眶骨骨质破坏,伴骨膜反应,周围见不规则软组织。

3.鉴别诊断

眶内转移性肿瘤,发生在眶骨、肌锥内外及眼外肌。其中60%发生在肌锥
外,20%为弥漫型,2/3的患者伴有眶骨改变。临床有原发病史。

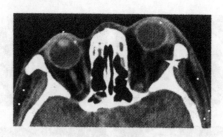

图 2-4　眶内蜂窝织炎

左侧球后脂肪密度增高,可见条状影及模糊改变,左侧眼睑肿胀、眼球突出

4.特别提示

眼部 CT 检查可以明确炎症范围、侵袭眼眶途径、观察疗效及有无颅内侵犯。MRI 检查对诊断亦有帮助。

(三)格氏眼病

1.病理和临床概述

甲状腺功能改变可有眼部症状。仅有眼部症状而甲状腺功能正常者称为眼型 Graves 病;甲状腺功能亢进伴有眼部症状者称为 Graves 眼病。多数 Graves 眼病有甲状腺功能亢进、甲状腺增大和眼球突出。病理学改变为眼外肌肥厚、眶脂肪体积增大。镜下表现为淋巴细胞、浆细胞浸润。临床表现为格氏眼病发作缓慢,有凝视、迟落等表现。严重者眼球有明显突出固定,视力明显减退。

2.诊断要点

CT 检查多数为对称性眼外肌增大,眼肌增大呈梭形,肌腹增大为主;边缘光滑清晰,以内直肌、下直肌较多累及(图 2-5)。

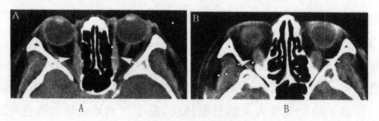

图 2-5　Graves 眼病

甲状腺功能亢进,眼球突出,A 图双眼内直肌肌腹明显增粗(箭头

所指处),肌腱未见增粗;B 图双眼下直肌明显增粗(箭头所指处)

视神经增粗和眼球突出,球后脂肪体积增加,显示清晰,眶隔前移,可与炎性假瘤鉴别。

少数患者表现为眶内脂肪片状密度增高影,泪腺增大,眼睑水肿,甚至有视神经增粗等征象。

3.鉴别诊断

(1)炎性假瘤,主要需与是肌炎型假瘤鉴别,表现为眼外肌肌腹和肌腱均增粗,上直肌、内直肌最易受累,眶壁骨膜与眼外肌之间的脂肪间隙消失。

(2)颈动脉海绵窦瘘,有外伤病史,眼球突出明显,听诊可闻及血管搏动音,增强扫描显示眼上静脉明显增粗,斜矢状位 MRI 扫描可以清晰显示。

(3)外伤性眼外肌增粗,表现为眼肌肿胀,常见眶壁骨折、眼睑肿胀等征象。

4.特别提示

CT 和 MRI 扫描均能较好地显示增粗的眼外肌,但 MRI 扫描更易获得理想的冠状面和斜矢状面,显示上直肌、下直肌优于 CT 扫描,并可区分病变是炎性期,还是纤维化期。

三、眼部肿瘤

(一)视网膜母细胞瘤

1.病理和临床概述

视网膜母细胞瘤是儿童常见的肿瘤,90％见于 3 岁以下,单眼发病多见。该肿瘤起源于视网膜内层,向玻璃体内或视网膜下生长,呈团块状。常有钙化和坏死,病灶可表现为一侧眼球内多发结节或两侧眼球发病。临床表现早期多无症状,肿瘤较大可出现白瞳征、视力丧失,晚期出现青光眼、球后扩散及眼球突出等。肿瘤常沿视神经向颅内侵犯,累及脉络膜后可远处转移。

2.诊断要点

CT 扫描表现眼球后半部圆形或椭圆形高密度肿块,大部分见不规则钙化或一致性钙化,钙化呈团块状、斑点状或片状。钙化亦是本病的特征表现(图 2-6)。

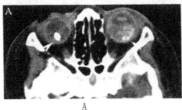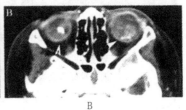

图 2-6　视神经母细胞瘤

女,4 岁,发现左眼瞳孔内黄光反射来院就诊。CT 扫描可见双侧
眼球内混杂密度肿块,其内有斑点状钙化。手术病理学检查证实
为视神经母细胞瘤(A 为平扫,B 为增强)

侵犯视神经时显示视神经增粗,肿瘤非钙化部分增强扫描呈轻、中度强化。

3.鉴别诊断

(1)眼球内出血,多有外伤史,无肿块。

(2)眼球内寄生虫病,晚期一般为玻璃体内高密度影,CT 扫描有时很难鉴别,B超扫描有助于区分钙化和寄生虫坏死后形成的高密度影。

4.特别提示

CT 扫描是诊断视网膜母细胞瘤的最佳方法,薄层高分辨率 CT 扫描对肿瘤钙化显示达90%以上。CT 和 MRI 扫描显示肿瘤的球后扩散较清楚,但 MRI 扫描对于视神经和颅内转移及颅内异位视网膜母细胞瘤的显示率优于 CT 扫描。

(二)视神经胶质瘤

1.病理和临床概述

视神经胶质瘤是发生于视神经内胶质细胞的肿瘤,儿童多见,发生于成人具有恶性倾向,女性多于男性。本病伴发神经纤维瘤者达 15%～50%。

临床最早表现为视野盲点,但由于患者多为儿童而被忽视。95%的患者以视力减退就诊,还表现为眼球突出、视盘水肿或萎缩。

2.诊断要点

视神经呈条状或梭形增粗,边界光整,密度均匀,CT 值在 40～60 Hu,轻度强化,侵及视神经管内段可引起视神经管扩大(图 2-7)。

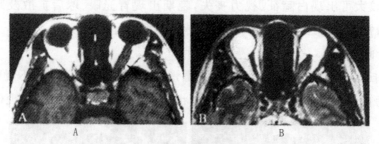

图 2-7　视神经胶质瘤

患者女性,39 岁,左眼视力减退 5 个月就诊,MRI 扫描显

示左侧视神经明显梭形增粗,边界光整,信号基本均匀

3.鉴别诊断

(1)视神经鞘脑膜瘤:主要见于成年人。CT 表现为高密度并可见钙化,边界欠光整;MRI 扫描 T_1WI 和 T_2Wl 均呈低或等信号,肿瘤强化明显,而视神经无强化,形成较具特征性的轨道征。

(2)视神经炎:主要指周围视神经鞘的炎性病变,有时与胶质瘤不易鉴别。

(3)视神经蛛网膜下腔增宽:见于颅内压增高,一般有颅内原发性病变。

4.特别提示

MRI检查容易发现肿块是否累及球壁段、管内段或颅内段;有利于区别肿瘤与蛛网膜下腔增宽,因此为首选检查方法。MRI扫描增强显示更好。

(三)皮样囊肿或表皮样囊肿

1.病理和临床概述

眼眶皮样囊肿或表皮样囊肿由胚胎表皮陷于眶骨间隙内没有萎缩退化形成,可不定期地潜伏,儿童期发病多见。临床表现为缓慢进行性的无痛性肿物,伴眼球突出、眼球运动障碍等。

2.诊断要点

CT扫描表现为均匀低密度或混杂密度肿块,其内含有脂肪密度结构。常伴邻近骨壁局限性缺损,囊壁强化而囊内无强化。眼球、眼外肌及视神经受压移位。

3.鉴别诊断

应与泪腺肿瘤、组织细胞增殖症等病变鉴别。根据病变特征一般可予以鉴别。

4.特别提示

CT扫描能很好地显示囊肿典型CT密度和骨质缺损,一般容易诊断。若CT扫描诊断困难,MRI扫描能显示肿块信号特点,一般可予以明确诊断。

(四)泪腺良性混合瘤

1.病理和临床概述

泪腺良性混合瘤又称良性多形性腺瘤,见于成人,平均发病年龄为40岁,无明显性别差异。多来源于泪腺眶部,肿物呈类圆形,有包膜,生长缓慢,可恶变。表现为眼眶前外上方相对固定、无压痛的包块,眼球向前下方突出,肿瘤生长较大时可引起继发性视力下降。

2.诊断要点

CT扫描表现为泪腺窝区肿块,软组织密度,均匀,少见钙化,边界光整;泪腺窝扩大,骨皮质受压,无骨质破坏征象;明显强化。还可有眼球、眼外肌及视神经受压移位改变(图2-8)。

3.鉴别诊断

(1)泪腺恶性上皮性肿瘤:肿瘤边缘多不规则,常伴有泪腺窝区骨质破坏改变。

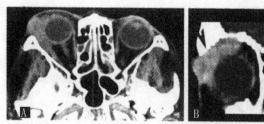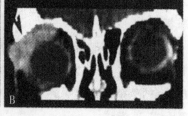

图 2-8　泪腺良性混合瘤

患者男性,52 岁,发现右眼眶外侧肿块 3 年,近来感觉有增大。CT 检查显示右侧泪腺区占位,呈等稍高均匀密度,边界欠清,眼球轻度受压移位。手术病理学检查证实为泪腺良性混合瘤,有恶变倾向

(2)泪腺非上皮性肿瘤:形态不规则,一般呈长扁平形,肿块常包绕眼球生长。

4.特别提示

CT 扫描能较好地显示肿块的形态、边缘和眶骨改变,定性诊断优于 MRI 扫描。但 MRI 扫描在显示泪腺肿瘤是否累及额叶脑膜或脑实质方面具有优势。

(五)海绵状血管瘤

1.病理和临床概述

海绵状血管瘤是成年人最常见的原发于眶内的肿瘤,占眶内肿瘤的 4.6%～14.5%,发病年龄平均为 38 岁,女性占 52%～70%,多为单侧发病。本病为良性,进展缓慢。临床表现缺乏特征性,最常见的为轴性眼球突出,呈渐进性,晚期引起眼球运动障碍。

2.诊断要点

CT 检查肿瘤呈圆形、椭圆形或梨形,边界光整,密度均匀,CT 值平均为 55 Hu。肿瘤不侵及眶尖脂肪。增强扫描有特征的"渐进性强化"表现,即肿瘤内首先出现小点状强化,逐渐扩大,随时间延长形成均匀的显著强化。强化出现时间快,持续时间长也是本病的强化特点。因此,增强扫描对本病诊断有重要临床意义(图 2-9)。此外,有眼外肌、视神经、眼球受压移位及眶腔扩大等征象。

3.鉴别诊断

(1)神经鞘瘤:典型的神经鞘瘤密度较低,且不均匀,增强后呈轻、中度快速强化。眶尖神经鞘瘤可形成颅眶沟通性脑膜瘤。MRI 检查更有利于显示神经鞘瘤的病理学特征。

(2)海绵状淋巴管瘤:肿瘤内密度不均匀,可并发出血,有时难以鉴别。

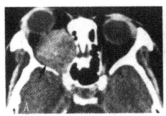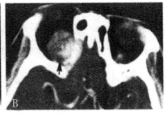

图 2-9 球后海绵状血管瘤

患者女性,43 岁,右眼突出半年就诊,CT 检查见右眼球后方视神经与内直肌间肿块,密度稍

高,均匀,筛骨板受压变形(A),增强扫描动脉期有明显片状强化,静脉期呈明显均匀强化(B)

4.特别提示

MRI 扫描显示肿瘤信号,且显示"渐进性强化"征象、定位和定性诊断优于 CT 扫描。

(六)脉络膜黑色素瘤

1.病理和临床概述

脉络膜黑色素瘤是成年人中最常见的原发性恶性肿瘤,主要发生于 40~50 岁。多起自先天性黑痣,好发于脉络膜后 1/3 部位,肿瘤形成典型的蘑菇状肿物,伴有新生血管,可引起出血和渗血。常向玻璃体内扩展。肿瘤易侵犯血管,较早发生转移。临床表现与肿瘤位置和体积相关。

2.诊断要点

CT 扫描表现为眼环局限性增厚,肿瘤呈蘑菇状或半球形,与玻璃体相比为高密度,向球内或球外突出,增强扫描呈明显强化(图 2-10)。

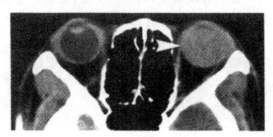

图 2-10 脉络膜黑色素瘤

男性,57 岁,因视物变形 3 个月,加重 2 天来院就诊。CT 平扫可见左眼球内等密

度球形肿块,密度均匀,边界清楚。手术病理学检查证实为脉络膜黑色素瘤

如肿块内有坏死或囊变,则强化不均。典型的脉络膜黑色素瘤表现为蘑菇状,基底宽,颈细。不典型者可呈半球形或平盘状。

3.鉴别诊断

(1)脉络膜血管瘤,一般呈圆形,T_1WI 与脑实质相比呈低信号或等信号,T_2WI 与玻璃体相比呈等或略高信号,强化不明显。

(2)脉络膜转移瘤,主要根据眼底镜表现与有无原发肿瘤鉴别。

(3)脉络膜剥离出血,通过增强扫描鉴别,无强化。

4.特别提示

由于黑色素瘤含有顺磁性物质,MRI 扫描表现为短 T_1、短 T_2 信号。表现具有特征性,可以首先选择 MRI 检查。增强扫描有助于清楚地显示较小肿瘤。鉴别肿瘤与血肿、视网膜剥离,鉴别恶性黑色素瘤与黑色素细胞瘤。脂肪抑制技术与增强扫描联合运用可更好地显示较小肿瘤。

(七)转移性肿瘤

1.病理和临床概述

转移性肿瘤发生于眼眶、眼球、球后组织和视神经鞘,当侵犯软组织时可位于肌锥内或肌锥外。成人的转移一般多来自于肺癌、乳腺癌及胃癌等,主要表现为眼球突出、疼痛、眼球运动障碍及视力减退等;儿童则多为肾脏恶性肿瘤或其他肉瘤类,如肾母细胞瘤、神经母细胞瘤及尤文肉瘤等,常转移至眼眶,表现为迅速发生的进行性眼球突出,伴有眼睑皮肤淤血。

2.诊断要点

转移瘤可发生在眶骨、肌锥内外及眼外肌,也可为弥漫性;CT 扫描通常表现为单发或多灶性不规则肿块,呈浸润性,与眼外肌等密度,增强扫描后有不同程度强化(图 2-11);大多数有肿块效应,可引起突眼;大部分患者有眶骨破坏,为溶骨性改变,少数患者可发生成骨性骨转移。

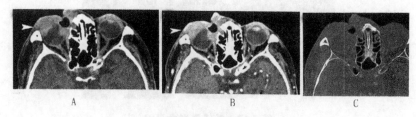

A B C

图 2-11 转移瘤

67 岁男性患者,发现右眼视物不清伴肿块半年,3 年前有结肠癌手术史。CT 平扫可见右眼前部分、内直肌及鼻根部肿块影(A);增强扫描肿块有明显强化(B);鼻根部骨质有破坏吸收征象(C)

3.鉴别诊断

(1)眶内炎症性病变:主要根据临床表现与眶骨骨髓炎进行鉴别。鉴别困难者行活检。

（2）淋巴瘤：常发生于眼睑、结膜及泪腺，并沿肌锥外间隙向后延伸。肿块后缘锐利，常包绕眼球生长，转移瘤大多为多灶性，伴有眶骨改变，多有原发性疾病史。

4.特别提示

CT和MRI扫描均能清楚地显示肿瘤，CT扫描对显示眶骨骨质破坏有优势；MRI扫描对侵犯眶骨的软组织肿块和颅内结构肿瘤侵犯显示较好。

第二节 鼻窦部常见疾病的CT诊断

一、鼻窦炎

（一）病理和临床概述

鼻窦炎按病因分类为化脓性、过敏性和特源性炎症。炎症可发生于单个窦腔，亦可多个。慢性期黏膜可以肥厚或萎缩，表现为息肉样肥厚、息肉及黏膜下囊肿等。化脓性炎症慢性期可表现为骨壁增厚、硬化。

（二）诊断要点

CT扫描表现为黏膜增厚和窦腔密度增高。长期慢性炎症可导致窦壁骨质增生肥厚和窦腔容积减小（图2-12）。窦腔软组织影内见不规则钙化，提示并发真菌感染。窦腔扩大，窦腔呈低密度影，增强扫描后周边强化，窦壁膨胀性改变，提示鼻窦黏液囊肿。

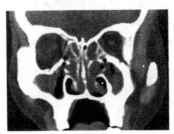

图 2-12 鼻窦炎

鼻窦炎，双侧上颌窦、筛窦黏膜不规则增厚

（三）鉴别诊断

（1）鼻窦内良性肿瘤：鼻窦内肿块密度较高，增强扫描呈轻中度强化。

（2）鼻窦炎积液不会发生强化。

（3）毛霉菌、曲霉菌等真菌感染者，窦腔内密度较高，可见钙化，部分引起骨质破坏，需与恶性病变鉴别。

（四）特别提示

鼻窦炎临床无明显症状，而影像学检查可有阳性表现，X 线平片检查发现率约为 20%，CT 检查对鼻窦炎的分型及分期具有重要意义。MRI 检查 T_2WI 窦腔常为较高信号，增强扫描后只有黏膜呈环形强化。

二、黏液囊肿

（一）病理和临床概述

鼻窦黏液囊肿由鼻窦自然开口受阻，使窦腔内黏液潴留，长时间后形成囊肿。黏液囊肿多见于额窦、筛窦，蝶窦较少见。较大的囊肿可产生面部畸形或压迫症状，如头痛、眼球突出及移位等，若囊肿继发感染则有红、肿、热、痛等症状。

（二）诊断要点

CT 扫描表现为窦腔内均质密度增高影，CT 值 20～30 Hu，窦腔膨大，窦壁变薄。增强扫描囊壁可有线样强化。若经常继发感染，则出现窦壁骨质毛糙、增生（图 2-13）。

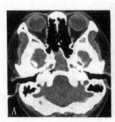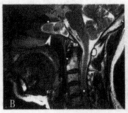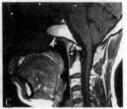

图 2-13 蝶窦黏液囊肿

A.CT 横断位平扫显示右侧蝶窦密度明显增高，边缘骨质压迫吸收（箭头）。B、C.MRI 矢状位 T_2、T_1WI 扫描，可见蝶窦内蛋白含量较高的囊液，T_2WI 图呈等低信号，T_1WI 图呈均匀高信号

（三）鉴别诊断

（1）鼻窦炎症主要表现为黏膜肥厚和积液，而囊肿主要表现为有张力的局限性肿块，边界光整规则。

（2）良性肿瘤，根据有无强化鉴别。

（四）特别提示

X 线片检查以瓦氏位最佳，表现为窦腔内半球形的软组织密度减低影，可见弧形边缘。

三、黏膜下囊肿

(一)病理和临床概述

黏膜下囊肿由鼻窦黏膜内腺体在炎症或变态反应后,腺体导管开口阻塞,黏液潴留,腺体扩大所致,或黏膜息肉囊性变。此类囊肿均位于黏膜下。上颌窦好发,额窦、蝶窦次之。

(二)诊断要点

CT扫描见鼻窦内类圆形的偏低密度影,边缘光滑,基底常位于上颌窦底壁、内壁或外侧壁。增强扫描无强化(图2-14)。

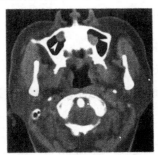

图2-14 上颌窦黏膜下囊肿

上颌窦见小囊状高密度灶,边缘较光整

(三)鉴别诊断

黏膜下囊肿可与鼻窦炎症、良性肿瘤相鉴别。

(四)特别提示

X线片表现各异,基本表现为窦腔密度减低和窦腔膨大,窦壁受压改变。MRI扫描因黏液囊肿信号差异较大,应用不多。

四、鼻和鼻窦良性肿瘤

(一)病理和临床概述

最多见的是乳头状瘤。男性多见,多发生于40~50岁,主要临床表现有鼻塞、流涕、鼻出血、失嗅及溢泪等。常复发,2%~3%可发生恶变。

(二)诊断要点

CT扫描表现为鼻腔或筛窦软组织肿块,较小时呈乳头状,密度均匀,轻度强化。阻塞窦口可引起继发性鼻窦炎改变,增强扫描有助于区别肿瘤与继发炎性改变,肿瘤有强化。可侵入眼眶或前颅窝(图2-15)。

(三)鉴别诊断

(1)慢性鼻窦炎、鼻息肉,一般骨质破坏不明显。

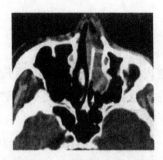

图 2-15　左侧鼻腔乳头状瘤

患者男性,45 岁,反复鼻塞、出血半年,CT 检查显示左侧鼻腔内密度不均匀软组织影,左侧上颌窦壁有受压变形,手术病理学检查证实为乳头状瘤

(2)血管瘤可有明显强化。

(3)黏液囊肿,窦腔膨胀性扩大。

(4)恶性肿瘤有骨质明显破坏。定性诊断需行病理学检查。

(四)特别提示

鼻和鼻窦良性肿瘤少见,但组织学种类众多,准确鉴别比较困难,主要依靠病理学检查。首先选择 CT 检查,对于手术后或放疗后纤维瘢痕与复发鉴别困难者,可辅以 MRI 检查。

肿瘤迅速增大,骨质破坏明显者应考虑有恶变可能。

五、鼻窦恶性肿瘤

(一)病理和临床概述

鼻窦恶性肿瘤包括上皮性恶性肿瘤(鳞癌、腺癌和未分化癌等)和非上皮性恶性肿瘤(嗅神经母细胞瘤、横纹肌肉瘤、淋巴瘤和软骨肉瘤等),鳞癌最常见。鼻窦恶性肿瘤较罕见,以上颌窦癌最常见。上颌窦癌大多为鳞状上皮癌。早期肿瘤局限于窦腔内时,无窦壁骨质破坏,难以明确诊断,需行组织学诊断定性。临床常表现为血性鼻涕、鼻塞、牙齿疼痛及松动、面部隆起及麻木、眼球运动障碍及张口困难等。

(二)诊断要点

CT 扫描表现为鼻腔和(或)鼻窦内的软组织肿块,一般密度均匀。肿块较大时可有液化坏死,部分病例还可见钙化,如腺样囊性癌、软骨肉瘤及恶性脊索瘤等。肿物呈侵袭性生长,恶性上皮性肿瘤随肿瘤的发展直接侵及邻近结构,如眼眶、翼腭窝、额下窝及面部软组织,甚至颅内等。绝大多数患者有明显的虫蚀状骨质破坏,中度或明显强化。

上颌窦癌向前侵犯时,前壁骨质破坏伴有皮下软组织增厚或肿块隆起;后壁破坏时,可累及翼腭窝、颞下窝及翼内外板,翼腭窝见软组织肿块;向上侵犯时,肿瘤破坏眼眶底壁伴有肿块,下直肌和下斜肌可受累;向内上方侵犯时,可破坏筛窦,在鼻腔内形成肿块(图 2-16)。

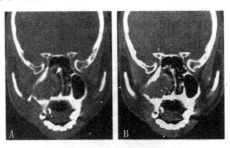

图 2-16　上颌窦癌

右侧上颌窦内见软组织肿块(B图箭头所指处),内、外侧窦质破坏(A图箭头所指处)

(三)鉴别诊断

(1)炎症,早期肿瘤局限于窦腔内时,无窦壁骨质破坏,与炎症难以鉴别,明确诊断需行组织学诊断定性。

(2)转移瘤,有基础病发病史,骨质破坏一般范围较广泛。

(四)特别提示

不同部位恶性肿瘤的 CT 扫描表现及诊断各自具有一定特点。CT 扫描对定位诊断和定量诊断具有重要作用。CT 检查对肿瘤侵犯的部位、范围,颈部淋巴结转移情况,以及放疗后或手术后的复查具有重要意义。

第三节　耳部常见疾病的 CT 诊断

一、耳部外伤

(一)病理和临床概述

耳部外伤中颞骨外伤包括颞骨骨折和听小骨脱位。其中乳突部骨折最多见,多因直接外伤所致,分为纵行骨折、横行骨折及粉碎性骨折。听小骨外伤表现为传导性耳聋。面神经管外伤则于外伤后出现延迟性面神经麻痹。

(二)诊断要点

颞骨外伤引起的骨折,须在 12 mm 薄层行扫描观察,骨折可形成气颅,还可以显示乳突内积液或气液平面。岩部骨折分为纵行(平行于岩骨长轴,占 80%,图 2-17)、横行(垂直于岩骨长轴,占 10%~20%)及粉碎性骨折。骨折好发于上鼓室外侧,常累及上鼓室及面神经前膝。迷路骨折多为横行骨折,但累及岩部的纵行骨折亦可累及迷路,均可致感音神经性耳聋。少见迷路出血机化,表现为膜迷路密度增高。

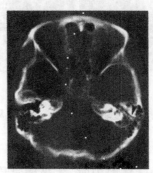

图 2-17 左侧乳突骨折

左侧乳突 CT 扫描见斜行骨折线,乳突气房密度增高

听小骨外伤高分辨率 CT(HRCT)扫描显示听小骨骨折或脱位,因结构细小容易漏诊。三维螺旋 CT 扫描对显示听小骨有独特的优越性,以锤砧关节脱位或砧镫关节脱位常见。

(三)鉴别诊断

正常耳部,有明确外伤史及乳突积液等情况。

(四)特别提示

临床怀疑颞骨骨折时首选 HRCT,必要时应加扫冠状位;面神经管损伤者,MRI 扫描显示较好。

二、耳部炎性病变

(一)中耳乳突炎

1.病理和临床概述

中耳乳突炎多见于儿童,为最常见的耳部感染性病变。急性渗出性者鼓膜充血、膨隆,慢性者鼓膜内陷或穿孔。临床常表现为听力减退、耳鸣、耳痛及耳瘘等症状。

2.诊断要点

CT扫描表现为中耳腔内水样密度增高影,黏膜增厚。部分病例转为慢性,中耳内肉芽组织形成,表现为中耳软组织样密度增高,鼓室、鼓窦开口扩大,乳突密度增高,硬化,听小骨破坏、消失(图2-18)。

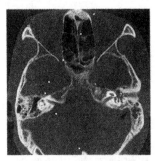

图2-18　左侧中耳乳突炎
左侧中耳及乳突区密度增高,骨质未见破坏

3.鉴别诊断

(1)胆脂瘤:边界清楚甚至硬化,而骨疡型乳突炎边缘模糊不整。

(2)耳部肿瘤:两者骨质破坏有时难以鉴别。

4.特别提示

中耳炎检查可首选X线平片检查,怀疑骨疡型或颅内并发症者可选CT检查。

(二)胆脂瘤

1.病理和临床概述

胆脂瘤一般在慢性炎症基础上发生,上鼓室为好发部位,胆脂瘤的发展途径为上鼓室、鼓窦入口、鼓窦,随着角化碎片增多,肿块逐渐增大。由于膨胀压迫、慢性炎症活动导致骨质破坏,上述部位窦腔明显扩大。有长期流脓病史,鼓膜穿孔位于松弛部。

2.诊断要点

CT扫描表现为上鼓室、鼓窦入口、鼓窦骨质受压破坏,腔道扩大,边缘光滑伴有骨质硬化,扩大的腔道内为软组织密度,增强扫描无强化。CT检查还在于发现并发症:鼓室盖骨质破坏、乙状窦壁破坏、内耳破坏及乳突外板破坏(图2-19)。

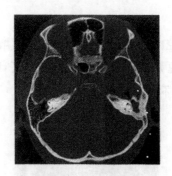

图 2-19　左侧胆脂瘤

上鼓室及乳突开口扩大,骨质破坏,边缘较光整

3.鉴别诊断

(1)慢性中耳炎:骨质破坏模糊不清,以此鉴别。

(2)中耳癌:中耳癌表现为鼓室内软组织肿块,周边骨壁破坏,增强 CT 扫描见肿块向颅中窝或颅后窝侵犯。

(3)面神经瘤:MRI 增强扫描明显强化,而胆脂瘤增强扫描无强化。

4.特别提示

CT 扫描除能确定诊断外,还能清晰地显示鼓室盖及乙状窦情况,为手术提供良好帮助。

三、耳部肿瘤

(一)颞骨血管瘤

1.病理和临床概述

颞骨血管瘤包括血管瘤和血管畸形,可发生于外耳道、中耳、面神经管前膝及内耳道底,少见于后膝。临床表现为进行性面肌力弱、搏动性耳鸣及听力障碍等。

2.诊断要点

(1)鼓室、上鼓室软组织肿块。

(2)肿块内钙化或见骨针。

(3)骨质呈蜂窝状或珊瑚状结构,骨质膨大。

(4)面神经管前膝破坏或迷路扩大。

(5)内耳道壁破坏。

(6)岩骨广泛破坏,骨质破坏边缘不整。

3.鉴别诊断

(1)面神经肿瘤:首发面瘫,有面神经管区占位效应,局部管腔扩大,骨破坏,

CT 扫描鉴别困难者,DSA 扫描可帮助诊断。

(2)鼓室球瘤:CT 增强扫描明显强化,MRI 扫描特点为肿块内有多数迂曲条状或点状血管流空影,DSA 检查可予确诊。

4.特别提示

CT 扫描为首选,MRI 扫描可确定肿瘤范围,DSA 扫描显示异常血管结构,有较大的诊断价值。

(二)外中耳癌

1.病理和临床概述

外中耳癌少见,多见于中老年人,病理为鳞癌,常有慢性耳部感染或外耳道炎病史。少数为基底细胞癌及腺癌。临床表现早期为耳聋、耳道分泌物(或水样,或带血,或有臭味),多有耳痛难忍。晚期常有面瘫。

2.诊断要点

CT 扫描示外耳道、鼓室内充满软组织肿块。外耳道骨壁侵蚀破坏,边缘不整。肿块可累及外耳道骨壁、上鼓室、耳蜗、面神经管、颈静脉窝及岩骨尖,增强扫描见肿块向颅中窝、颅后窝侵入破坏(图 2-20)。

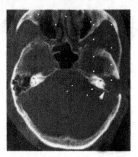

图 2-20 左外中耳中分化鳞癌

患者男性,78 岁,左耳部肿块 1 年余,CT 平扫可见外耳道、鼓室内充满软组织肿块,

外耳道、鼓室骨壁侵蚀破坏边缘不整。术后病理学检查证实为外中耳中分化鳞癌

3.鉴别诊断

(1)恶性外耳道炎:鉴别困难,须行活检。

(2)颞骨横纹肌肉瘤:多见于儿童,表现为颞骨广泛破坏,并有软组织肿块,增强扫描有高度强化。

4.特别提示

CT 增强扫描是目前常用的检查方法。MRI 扫描显示肿瘤范围更佳,T_1 加权扫描呈中等稍低信号,T_2 加权扫描呈稍高信号,增强扫描有强化。最后确诊须行病理学活检。

四、耳部先天性畸形

(一)病理和临床概述

外耳和中耳起源于第一、第二鳃弓和鳃沟及第一咽囊,内耳由外胚层的听泡发育而来。这些结构的发育异常常可导致畸形单独发生或同时存在。外耳、中耳畸形临床上较多见。

(二)诊断要点

外耳道闭锁表现为骨性外耳道狭窄或缺如(图 2-21);中耳畸形可见鼓室狭小和听小骨排列紊乱或缺如;内耳畸形显示前庭、半规管和耳蜗结构发育不全或完全不发育,呈单纯的圆形膜性腔影或致密骨。

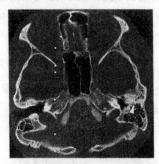

图 2-21　外耳道先天性骨性闭锁畸形

CT 高分辨率扫描可见左侧骨性外耳道缺如,但耳蜗、听小骨存在

(三)鉴别诊断

一般无需鉴别。

(四)特别提示

CT 扫描为确定骨性畸形的首选,MRI 扫描容易观察迷路,很好诊断内耳畸形。

第四节　口腔颌面部疾病的 CT 诊断

一、造釉细胞瘤

(一)病理和临床概述

造釉细胞瘤是颌面部的常见肿瘤,来源于牙板和造釉器的残余上皮和牙周组织的残余上皮。多见于20～40岁的青壮年,男女无差异,多发生于下颌骨。生长缓慢,初期无症状,后期颌骨膨大,面部畸形,牙齿松动、脱落。可产生吞咽、咀嚼、语言及呼吸障碍,4.7%可发生恶变。

(二)诊断要点

病变呈囊状低密度区,周围囊壁境界清晰,呈锐利高密度囊壁。可清晰地观察肿瘤的位置、边缘、内部结构、密度及局部骨皮质情况(图 2-22)。

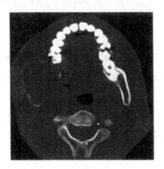

图 2-22 造釉细胞瘤

患者男性,18岁,右侧下颌角肿胀半年,CT检查显示右侧下颌角区膨胀性病变,内囊状低密度区,周围囊壁境界清晰,呈锐利高密度骨质影

(三)鉴别诊断

包括牙原性囊肿和骨巨细胞瘤等。前者呈圆形低密度影,边缘光滑锐利,囊壁硬化完整,囊内可见牙齿。后者呈分隔状,瘤壁无硬化。

(四)特别提示

临床常以X线检查为主,分为4型:多房型占59%,蜂窝型占22%,单房型占14%,恶变约5%。表现为单囊状、沙砾状、蜂窝状或多囊状低密度影,内见厚度不一的骨隔,囊壁边缘硬化,囊内有时见到牙齿,局部骨皮质受压变形、膨隆、变薄。MRI检查有一定的价值。

二、口腔癌

(一)病理和临床概述

口腔癌是颌面部的常见肿瘤,其中以舌癌最为常见。临床表现为舌痛,肿瘤表面溃疡。病变发展引起舌运动受限,涎液多,进食、言语困难。

(二)诊断要点

肿瘤呈低密度,境界不清,侵犯舌根时局部有不规则膨突,不均匀强化,常见颈部淋巴结肿大(图 2-23)。

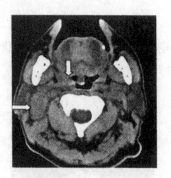

图 2-23　右侧口腔癌

患者男性,78 岁,舌右侧放射性痛半年,CT 检查显示右侧
口咽部肿块(下箭头处),右侧颈部淋巴结肿大(横箭头处)

(三)鉴别诊断

需要与炎性包块相鉴别。

(四)特别提示

MRI 检查:T_1WI 呈均匀或不均匀低信号,境界不清,T_2WI 呈明显高信号。Gd-DTPA 增强扫描肿瘤呈不均匀强化,同时伴颈淋巴结肿大。

三、腮腺肿瘤

(一)病理和临床概述

90% 的腮腺肿瘤来自腺上皮,良性者以混合瘤多见,多位于腮腺浅部;恶性者以黏液表皮样癌多见。良性者病时长,可达 30 余年,为无痛性包块,肿块质软,边界清楚。恶性者病时短,侵犯神经引起疼痛和面神经麻痹,侵犯咀嚼肌群发生开口困难。

(二)诊断要点

良性肿瘤呈圆形或分叶状边界清楚的等密度或稍高密度影,轻至中等强化。恶性肿瘤呈境界不清的稍高密度影,其内密度不均匀,呈不均匀强化,以及下颌骨骨质破坏,常合并颈部淋巴结肿大(图 2-24)。

(三)鉴别诊断

包括下颌骨升支肿瘤、咽旁间隙肿瘤、淋巴瘤、淋巴结核及腮腺转移瘤等。

(四)特别提示

腮腺造影具有重大诊断价值:良性者导管纤细、变直、撑开、聚拢、消失及移位。恶性者导管受压移位、破坏、缺损、中断及对比剂外溢。MRI 检查作为补充:良性边界清,呈圆形或分叶状,恶性呈不规则状,伴淋巴结肿大。良性肿瘤强化较均匀者居多,恶性肿瘤不均匀强化者居多,转移淋巴结呈均匀或环状强化。

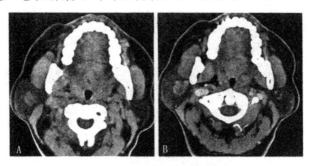

图 2-24　右侧腮腺混合瘤恶变

患者男性,45 岁,发现右侧腮腺区结节 3 年,近来,感觉有增大,CT 检查示右
侧腮腺内稍高密度结节影,增强扫描显示有中度强化,有小片状低密度影

第三章
呼吸系统疾病的X线诊断

第一节　呼吸系统基本病变的X线表现

一、支气管病变

(一)阻塞性肺气肿

肺气肿是指肺组织过度充气而膨胀的一种病理状态,包括小叶性肺气肿和大泡性肺气肿;多数肺泡破裂合并而成的较大含气空腔称肺大疱,表现为肺野透亮度增高,肺纹理减少或消失。一侧性肺气肿常见于异物或肿瘤,导致一侧主支气管狭窄和不完全阻塞。

X线表现:呼气时患侧肺野透亮度增高。"纵隔摆动"征象,表现为吸气时纵隔居中,呼气时纵隔向健侧移位。

双侧弥漫性肺气肿兼有桶状胸、纵隔变狭长及肺大疱。

(二)阻塞性肺不张

支气管完全阻塞可引起阻塞性肺不张,肺组织因无气而萎陷,体积缩小。X线表现如下。

(1)患侧肺野均匀性密度增高。

(2)纵隔向患侧移位,患侧横膈上移,肋间隙变窄。

(3)健侧肺野呈代偿性肺气肿。

二、肺部改变

(一)渗出

渗出物内有浆液、炎性细胞及纤维素等,渗出液可替代空气,形成肺实变。X线表现如下。

(1)有片状的密度增高阴影,密度均匀,边缘模糊。

(2)病变可相互融合。

(3)渗出性病变的密度高低与渗出液的成分有关。

(4)大片实变阴影中常可见到含气支气管的透亮影,称空气支气管征。

(二)增殖

病理学基础为肺泡内肉芽组织增生。X线表现如下。

(1)数毫米大小的结节状阴影,密度较高,边缘清楚。

(2)多个结节堆积组合,病灶之间不发生融合。

(三)纤维化

纤维化是指肉芽组织被纤维组织包绕或替代。X线表现如下。

(1)局限性纤维化。

(2)较广泛纤维化。

(3)弥漫性纤维化。

(四)钙化

钙化由肺组织退变或坏死后钙盐沉积所致,是病变愈合的表现。

1.X线表现

X线表现为大小不等、形态不一、边缘清晰锐利的高密度阴影。

2.常见的钙化形式

(1)单发性钙化。

(2)多发性钙化。

(3)肿块内钙化。

(4)环状钙化。

(五)空洞

空洞为肺组织部分性坏死液化,经支气管排出后形成。X线表现如下。

(1)虫蚀样空洞。

(2)厚壁空洞。

(3)薄壁空洞。

(六)肿块

X线表现如下。

(1)瘤性肿块:良性肿瘤边缘呈清晰锐利的圆形、椭圆形致密阴影。恶性肿瘤的肿块边缘凹凸不平,可见分叶和细短毛刺。继发性肿瘤呈多数大小不等的球形阴影。

（2）非瘤性肿块：炎性假瘤密度可不均匀，多有长毛刺影。

（3）结核瘤可见颗粒状钙化。

（4）含液囊肿：透视下深呼吸或瓦尔萨瓦（Valsalva）试验可见大小形态发生改变。

三、肺门改变

（一）肺门增大

肺门增大可为单侧性增大或双侧性增大，常由肺门淋巴结肿大、肺门血管扩张或支气管壁增厚等原因引起。X线表现为肺门增大，肺门密度增高。肺门阴影增大常合并阻塞性肺炎、阻塞性肺气肿或肺不张。

（二）肺门缩小

肺门缩小由导致肺血液循环减少的先天性心脏病引起。X线表现为肺门阴影缩小，搏动减弱，同时伴肺纹理纤细、稀疏。

四、肺纹理改变

（一）肺纹理增强

肺纹理增强常由支气管、肺血管和淋巴管的病变引起。

1.支气管性肺纹理增强

支气管性肺纹理增强常见于慢性支气管炎、支气管扩张等。X线表现为血管纹理以外见到增粗、增浓或粗细不均的纹理，有时增厚硬化的支气管壁在腔内气体衬托下显示为两条平行的致密影，呈现所谓的"双轨征"，多见于两下肺野。

2.血管性肺纹理增强

血管性肺纹理增强由肺充血或肺淤血引起。肺充血所致者的X线表现为肺纹理增粗、增浓及边缘清楚，自肺门向外延伸，保持动脉血管分支特征；肺淤血所致者的X线表现为肺纹理增粗，边缘模糊，肺野透亮度减低，双肺门上方可见鹿角状改变。

3.淋巴管性肺纹理增强

淋巴管性肺纹理增强为淋巴管炎症、阻塞或癌细胞浸润所致，见于肺尘埃沉着症、肺内淋巴管转移的恶性肺肿瘤等。X线表现为肺纹理增多、紊乱，呈纤细的线状或网状影。同时可见原发疾病的X线表现。

（二）肺纹理减少

肺纹理减少可由肺缺血、肺气肿或肺动脉高压等引起。X线表现如下。

（1）肺纹理普遍减少，肺门血管影缩小。

（2）肺野透亮度增加。

（3）肺动脉高压者,肺纹理减少主要发生在周围肺野,表现为肺门血管扩大, 而外围血管纹理突然变细,呈"截断"征象。

五、胸膜改变

(一)胸腔积液

病理情况下,胸膜腔内液体增多即为胸腔积液。胸腔积液可分为游离性胸腔积液和局限性胸腔积液。

1.游离性胸腔积液

患侧肋膈角变钝,积液上缘可呈外高内低的斜弧线,肋间隙增宽,纵隔向健侧移位。患侧中下肺野被遮盖,呈均匀致密影。

2.局限性胸腔积液

正面观呈密度增高的片状阴影,切线位呈半圆形或梭形的均匀致密影,基底紧贴胸壁。

(二)气胸和液气胸

1.气胸

气胸由胸膜破裂,空气进入胸膜腔所致。X线表现:患侧胸部有高度透明气腔,其内无肺纹理;肺组织受压,向肺门处萎陷;患侧肋间隙增宽、横膈下降、纵隔向健侧移位。

2.液气胸

胸腔内积气积液并存。X线表现:立位见横贯患侧胸腔的液平面,上方为透亮气带及被压缩的肺组织,下方为致密的液体影。

六、纵隔改变

(一)位置的改变

纵隔的位置决定于两侧胸腔压力,两侧压力失衡,可发生纵隔移位、纵隔摆动。X线表现如下。

（1）纵隔移位:一侧性胸腔积液、气胸、肺气肿及胸内巨大肿瘤等可推压纵隔,使其向健侧移位;一侧性肺不张、肺广泛纤维化及广泛胸膜增厚均可牵拉纵隔,使其向患侧移位。

（2）纵隔摆动:当一侧主支气管发生不完全性阻塞,于深呼吸时可见纵隔左右移动,透视观察较为清楚且方便。

(二)形态的改变

纵隔形态改变主要是指纵隔阴影的增宽与变窄。

七、横膈改变

(一)位置的改变

X线表现:可见单侧或双侧横膈位置的升高或降低。

(二)形态的改变

X线表现如下。

(1)天幕状隆起。

(2)肋膈角变钝。

(3)局限性隆起。

(4)膈面模糊。

(三)运动度的改变

X线表现如下。

(1)膈肌活动幅度减弱,乃至消失。

(2)膈肌矛盾运动:表现为患侧膈肌升高,动度减弱或消失。吸气时健侧膈肌下降,患侧膈肌反而升高;呼气时健侧膈肌上升,患侧膈肌复位而下降。

第二节　呼吸系统常见疾病的 X 线诊断

一、气管、支气管异物

病理学主要为异物引起的机械性阻塞、刺激性损伤和继发性感染等。主要X线表现如下。

(一)直接征象

金属类阻光异物,可直接显示其形态、大小。气管内硬币样扁圆异物多呈矢状位。

(二)间接征象

(1)气管内异物:两肺透亮度高且呼吸两相无明显变化;深呼气时,心影较正常变小。

(2)支气管内异物。①纵隔摆动;②肺野透亮度改变:呼气相患侧肺野透亮度增高,或吸气相患侧肺野透亮度减低;③阻塞性肺炎、肺不张。

二、慢性支气管炎

病理学改变为支气管黏膜细胞增生,黏液腺肥大,分泌物增多;支气管壁破坏,纤维组织增生,管腔狭窄、阻塞。可继发肺源性心脏病。慢性支气管炎的临床诊断标准是慢性进行性咳嗽连续 2 年以上,每年连续咳嗽、咳痰至少 3 个月,并除外全身性或肺部其他疾病。X线表现如下。

(1)肺纹理增多、增粗、扭曲、紊乱,以两肺中下野为著。

(2)合并肺气肿。

(3)合并弥漫性肺间质纤维化。

(4)合并感染。

(5)可见到肺动脉高压和肺源性心脏病的 X 线征象。

三、支气管扩张

(一)病理学改变

因感染、阻塞、牵引等因素造成支气管壁弹力组织、肌层、软骨等的破坏而出现局限性扩张。根据其形态,可分为囊状、柱状和混合型扩张。

(二)X 线表现

1.平片表现

(1)囊状或蜂窝状阴影:是囊状支气管扩张于平片上的特征性表现。

(2)肺纹理改变:显示肺纹理增多、增粗、紊乱,可见"双轨征"及杵状纹理。

(3)继发肺不张。

(4)继发感染。

2.支气管造影表现

(1)囊状扩张。

(2)柱状扩张。

(3)混合型扩张。

四、大叶性肺炎

(一)病理

大叶性肺炎病理改变分为 4 期。

(1)充血水肿期。

(2)红色肝变期。

(3)灰色肝变期。

(4)溶解消散期。

(二)X 线表现

1.充血期

充血期仅可见到病变部位有局限性肺纹理增强或极淡薄的云雾状阴影。

2.实变期

大片状均匀一致的密度增高阴影,其形态和范围与受累肺叶或肺段一致。大片阴影中可见空气支气管征。受累肺体积多与正常相同或略大。

3.消散期

原大片阴影逐渐密度减低、密度不均、范围变小,直至完全吸收消散。

五、支气管肺炎

(一)病理

细支气管、终末细支气管和肺泡的炎症,好发于两肺下叶,常导致小叶性肺气肿、小叶性肺不张和小叶性肺脓肿。

(二)X 线表现

(1)两肺中下野内中带,沿肺纹理分布的斑点状或小片状阴影,密度不均,边缘模糊,病变融合可形成大片状阴影。

(2)合并小叶性肺气肿或小叶性肺不张时,分别呈泡性透亮区和小三角形或斑片状致密影。

(3)合并肺间质感染,可见肺门密度增高,肺纹理增粗、边缘模糊。

六、化脓性肺炎

(一)病理

支气管源性化脓性肺炎,病变特点为小叶性出血性实变和肺气囊形成。因支气管的活瓣性阻塞,使肺泡过度膨胀进而破裂,形成大小不等的含气空腔,即肺气囊。

血源性化脓性肺炎由身体其他部位的金黄色葡萄球菌感染引起的脓毒败血症所致。

(二)X 线表现

(1)片状阴影。

(2)肺气囊。

(3)结节状阴影。

(4)并发脓胸、气胸、脓气胸和胸腔积液、心包积液及化脓性心包炎等。

七、肺脓肿

肺脓肿是多种病原体所引起的肺组织化脓性病变。

(一)病理

急性期以肺组织坏死、液化、空洞形成为特点。慢性期周围有较多纤维组织增生;脓液向四周蔓延,形成多个窦道及多房性脓肿。

(二)X线表现

1.急性肺脓肿

(1)大片状阴影。

(2)厚壁空洞是急性肺脓肿的典型X线征象。

2.慢性肺脓肿

(1)内、外壁均有较清楚的厚壁空洞。

(2)团块状致密阴影。

(3)条索状阴影。

(4)常可见到胸膜肥厚、脓胸或脓气胸。

(5)支气管造影:多腔相通、多支引流、多叶蔓延的"三多"特点。

八、肺结核

肺结核是由结核杆菌引起的慢性传染病。

(一)病理

病理学特征是渗出、增殖和变质,而结核结节和干酪性坏死是结核病的病理学特征。

(二)结核病的分类

(1)原发型肺结核(Ⅰ型)。

(2)血行播散型肺结核(Ⅱ型)。

(3)继发型肺结核(Ⅲ型)。

(4)结核性胸膜炎(Ⅳ型)。

(5)其他肺外结核(Ⅴ型)。

(三)X线表现

1.原发型肺结核

(1)原发综合征:由原发病灶、淋巴管炎及淋巴结炎三者组成。

(2)胸内淋巴结结核:表现为炎症型、结节型。

2.血行播散型肺结核

(1)急性粟粒型肺结核:两肺野布满1~2 mm大小的粟粒状结节阴影,并具有"三均匀"特点。

(2)亚急性及慢性血行播散型肺结核:病灶多位于两肺上、中野。具有"三不均"特点。

3.继发型肺结核

(1)浸润为主型。

(2)干酪为主型、结核球、干酪性肺炎。

(3)空洞为主型。

4.结核性胸膜炎

(1)结核性干性胸膜炎。

(2)结核性渗出性胸膜炎。

(3)结核性脓胸。

九、支气管肺癌

支气管肺癌简称肺癌。

(一)病理学改变

支气管肺癌起源于支气管的黏膜上皮和肺泡上皮。按发生部位可将肺癌分为中心型、周围型和细支气管肺泡癌三型。

(二)X线表现

1.中心型肺癌

(1)阻塞性改变:阻塞性肺气肿、阻塞性肺不张和阻塞性肺炎,是中心型肺癌的间接征象。

(2)肺门肿块:肺门密度增高,肺门增大,最终呈现肺门肿块。

2.周围型肺癌

(1)早期直径在2 cm以下,呈密度浅淡不均、边缘较模糊的结节状或小片状阴影,其中可见"小泡征"。

(2)肺野肿块呈圆形、椭圆形或不规则形,密度较均匀致密,轮廓清楚,可见分叶征、脐凹征和短细毛刺。

(3)癌性空洞。

(4)胸膜凹陷征。

3.细支气管肺泡癌

早期可呈孤立结节或肺炎样浸润影。晚期表现为一肺或两肺见多数粟粒样、结节状或斑片状阴影,分布不均,以中、下肺野内中带较多,可逐渐增大、融合。

十、肺转移瘤

肺部转移性肿瘤较常见。人体许多部位的恶性肿瘤可经血行和淋巴转移至肺。X线表现如下。

1.血行转移

(1)多发性结节:密度均匀、轮廓较清、大小不等的圆形或椭圆形结节,以两肺中、下野分布较多。

(2)单发结节:动态观察数目增多对诊断有帮助。

(3)粟粒型:病变数目多,大小在 3~4 mm 直径时,轮廓清楚,密度均匀,中、下肺野较多。

2.淋巴转移

(1)肺门和纵隔淋巴结肿大。

(2)肺野内出现细线状、网状及小结节状阴影。

十一、纵隔肿瘤

(一)畸胎类肿瘤

1.病理学

病理学一般分为两类:一是囊性畸胎瘤;二是实质性畸胎瘤。

2.X线表现

绝大多数位于前纵隔中下部。多向纵隔的一侧凸出,以右侧居多,少数也可凸向两侧。肿块多呈圆形或椭圆形,轻度波浪状,多房性囊肿可呈分叶状,边缘光滑锐利。肿块内牙齿和骨质影为畸胎瘤的特征性表现;囊壁可显示弧形或环形钙化;肿块内含脂肪组织较多处密度较低,囊性畸胎瘤(皮样囊肿)可显示分层征象。

(二)恶性淋巴瘤

1.病理学

病理学包括淋巴肉瘤、霍奇金病及网状细胞肉瘤。

2.X线表现

一般以气管旁淋巴结肿大为主,且多为双侧对称性。早期在正位片上表现为上纵隔阴影增宽,使上纵隔向两侧显著增宽。轮廓清楚呈波浪状,密度高而均匀。侧位片见肿瘤位于中纵隔上、中部和气管及肺门区,肿块的边界一般不甚清楚,有时尚可见前纵隔或后纵隔淋巴结肿大。

第四章

呼吸系统疾病的CT诊断

第一节 肺癌的CT诊断

一、发病率

肺癌是严重威胁人类健康和生命的恶性肿瘤,也是世界上发病最多的恶性肿瘤之一。全世界每年共有120万新发肺癌病例,约占世界癌症发病的12.3%,其中52%的病例分布于发达国家;男性发病显著高于女性,分别为34.9/10万和11.1/10万。中国的肺肿瘤病死率为17.54/10万,男性和女性分别为20.03/10万和10.66/10万,位居所有肿瘤病死率的第3位;中国城市肺肿瘤病死率更达到27.50/10万,是城市肿瘤中病死率最高的。

自1990年以来,全世界肺癌病例以20%的速度递增(男性为17%,女性为27%)。肺癌发病的趋势与地区内吸烟人数的趋势密切相关。美国和北欧、西欧男性吸烟人数已经从高峰下降,其男性肺癌发病也呈减缓趋势;发达国家女性因吸烟导致肺癌发病率与病死率增高,而发展中国家因为女性吸烟稀少,故发病率低。受环境污染和国人吸烟人群庞大等肺癌风险因素和人口增长与老龄化的双重因素的影响,中国肺癌发病率显著增加,2000-2005年,我国肺癌病死率从32.7万增加到42.8万,患者数从38.1万增加到49.7万,成为中国最常见、增幅最大的恶性肿瘤之一。

导致肺癌发生有两大风险因素——吸烟和空气污染。75%~90%的肺癌和吸烟相关。烟叶中含有多种致癌物。吸烟与肺鳞状细胞癌、小细胞癌的相关性比与肺腺癌的相关性更强,而暴露在香烟环境中,即吸二手烟者承担的肺癌患病风险也和低剂量吸烟者相当。既然1/3以上的中国人吸烟,也就不难理解为什么近年来国内肺癌发病率和病死率有如此大的增长幅度。空气污染是导致肺癌的第2个风险因素。空气污染主要存在于室内,由建筑物内部逐渐释放而出,包括一些放射性物质。室内空气污染作为肺癌风险因素和吸烟具有协同作用。

二、病理学分类

按照组织解剖学对肺癌分类,能更方便地满足临床诊断和治疗的需要。

(一)按解剖部位分类

1.中央型肺癌

发生于肺段和肺段以上支气管的肺癌,约占所有肺癌的3/4,以鳞状上皮细胞癌和小细胞癌多见。

2.周围型肺癌

发生在肺段支气管以下的肺癌,约占肺癌的1/4,以腺癌多见。

3.弥漫型肺癌

癌组织沿肺泡管、肺泡弥漫浸润生长,累及部分肺叶或在肺内呈散在分布的多发结节。

(二)按组织学分类

肺癌组织学分类有两大类:小细胞肺癌(small cell lung carcinoma,SCLC)和非小细胞肺癌(non-small cell lung carcinoma,NSCLC)。后者包括鳞状上皮细胞癌、腺癌、大细胞癌和鳞腺癌。

1.非小细胞肺癌

非小细胞肺癌占肺癌总数的75%左右,各型细胞分期、治疗相似,但是组织类型和临床表现各有差异。

(1)鳞癌:是最常见的肺癌,占整个肺癌的30%,好发于50岁以上的男性。一般有吸烟史,血行转移发生晚,因而手术切除效果好,约占肺癌手术切除病例的60%。多数起源于肺段和亚段支气管黏膜,形成肿块,堵塞管腔。肿块中央易发生坏死,空洞多见。多数鳞癌为中等分化或低分化。

(2)腺癌:是第2常见肺癌,占整个肺癌的25%,女性多于男性,早期就可以侵犯血管和淋巴管,引起远处转移,累及胸膜。腺癌主要起源于小支气管的黏液腺体。因此,3/4以上的腺癌发生于肺的周边,生长速度比较缓慢,约50%为孤立性肺结节,空洞少见。

在诊断上,肺腺癌常常需要与来自其他脏器(如肠道、乳腺、甲状腺和肾脏)的转移性腺癌相鉴别。肺腺癌也常发生于原先肺有损伤的区域,即所谓的瘢痕癌。

(3)大细胞癌:是一种高度恶性的上皮肿瘤,多位于肺的周边实质,占整个肺癌的 15％。大细胞癌中有 10％左右呈鳞状分化，80％左右呈腺样分化，而与鳞癌和腺癌难以区分。

（4）腺鳞癌：明确的腺癌和鳞癌结构混杂或分别存在于同一肿块内。

2.小细胞肺癌

常见于较为年轻的男性，是肺癌中恶性程度最高者。肿瘤早期就发生血行和淋巴转移，肿瘤浸润性强，生长速度快，多数位于大的支气管，表现为中央型肺癌，在支气管黏膜下层呈浸润性生长，引起管腔狭窄。小细胞肺癌对放、化疗敏感。

三、临床表现

除定期查体发现的肺癌者外，大多数肺癌患者在就诊时已经出现临床表现。其临床表现有肺癌原发肿瘤引起的刺激性咳嗽、持续性咳嗽、肺不张、咯血、胸闷及气促等；肿瘤在胸内蔓延可导致胸痛、呼吸困难、声音嘶哑、上腔静脉阻塞、心包积液及胸腔积液等；肺癌远处转移导致的相应表现，以及非转移性肺外表现（包括内分泌异常、神经肌肉疾病、脑病、皮肤病变和全身性症状等）。

四、分期

肺癌的分期和患者的治疗方案选择、预后密切相关。无论临床诊断，还是影像学诊断，都必须把分期诊断涵盖其中。目前，普遍采用的是肺癌国际分期标准。肺癌国际分期标准主要适用于非小细胞肺癌。小细胞肺癌由于通常不以手术作为首选，较多采用放疗。因此，根据癌症是否局限于一个放射治疗照射野，分为局限期和广泛期。

五、治疗和预后

肺癌的治疗方法和其他实体肿瘤一样，包括手术治疗、放疗及化疗。近年来，还有生物靶点治疗。

（1）非小细胞肺癌的治疗。①外科治疗：对肺癌进行根治治疗，目前主要采用手术为主的综合治疗。对 T_1N_0、T_2N_0 肺癌采用外科根治术，5 年生存期可达到 75％～80％；对 T_1N_1 和 T_2N_1 期采用根治性切除并纵隔淋巴结清扫，5 年生存率为 15％～20％；T_3N_0 期肺癌的 5 年生存率为30％～50％；如果术前已经明确是 N_2 期或 N_3 期患者，不主张手术。②对于不能行外科治疗者行化疗、放疗及分子靶向治疗等。对于局部广泛期肺癌患者，放、化疗联合已经成为规范的治疗方案。

（2）小细胞肺癌是一种恶性程度较高的肿瘤，绝大多数患者于确诊时已伴有淋巴结或远处转移,且无手术治疗的指征。不利的预后因素包括广泛期疾病、乳酸脱氢酶值升高、不良的行为状态评分、体重下降与男性性别。局限期小细胞肺癌的治疗应采用化疗联合同期胸部放疗的治疗方案。广泛期疾病以全身化疗为主。即便对于老年或行为状态评分较差的患者,联合化疗仍值得推荐。治疗后肿瘤达完全缓解者应接受预防性全颅放疗,以降低颅脑转移率。

六、原发性肺癌 CT 扫描表现

按原发性支气管肺癌的 CT 扫描表现可分为周围型肿瘤(起自肺门以远的支气管肿瘤)和位于中央支气管树的中央型肿瘤(起自与肺门密切相关的支气管)两种。

按原发性支气管肺癌的 CT 扫描表现可分为周围型肿瘤(起自肺门以远的支气管肿瘤)和位于中央支气管树的中央型肿瘤(起自与肺门密切相关的支气管)两种。

(一)周围型肺癌

约 40% 支气管肺癌起源于肺段以后的支气管,其大小各异,但如直径 <1 cm时,X 线片上不易发现,而 CT 扫描因其分辨率较高,可检出较小的病灶,并可准确评价其大小和形态。

1.大小、形态和边缘

除了某些肺泡细胞癌或发生于间质纤维化区的周围性肺癌外,一般都表现为圆形或卵圆形,是影像学上成人孤立性肺结节诊断中的难题之一。在直径 >20 mm 的孤立性肺结节中,恶性肿瘤的患病率达到 80%～85%,如直径 <5 mm则恶性肿瘤的概率 <1%,直径 6～10 mm 的结节 24% 为恶性结节,而直径 11～20 mm 的结节,33% 为恶性结节。由于肿瘤各部分的生长速度不一,可出现分叶状边缘,在生长较慢处呈脐样切迹或凹陷。曾有研究者把无钙化的孤立性肺结节的边缘形态在 CT 片上分为 4 类:1 型为边缘锐利、光滑;2 型为中度光滑伴有一些分叶状;3 型为不规则起伏或轻度毛刺状;4 型为明显的不规则和毛刺状。在 66 个1 型边缘的结节中,78.8%(52 个)为良性结节;350 个2 型边缘者中 57.7%(202 个)也为良性结节;而218 个3 型及 4 型边缘者,有 193 个(88.5%)为恶性结节。也有人以分叶部分的弧度为准,把分叶状边缘分为浅分叶和深分叶两种,凡弦距/弦长 >2/5 者为深分叶,后者在肺癌诊断中有重要意义,但分叶状边缘在 25% 的良性结节中也可见到,尤其是在错构瘤中。

CT 片上的结节-肺界面对良、恶性的辨别也有帮助。88%～94% 的原发性肺癌可见到毛刺状边缘,表现为自结节向周围放射的无分支的细短线影,近结端略粗,以在 HRCT 片上所见最好。病理学上,表现为结节中的促结缔组织增生反应引起的向周围肺野内放射的纤维性线条。在恶性结节中它也可以是肿瘤直接向邻近支气管血管鞘内浸润或局部淋巴管扩张的结果,但它在 HRCT 片上难以和由纤维性反应引起的毛刺区别。毛刺状边缘无完全的特异性,因为在慢性肺炎或肉芽肿中有时也能见到(图 4-1)。

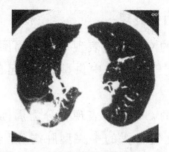

图 4-1 肺癌患者的横断面 CT 片

患者男性,67 岁,右下叶腺癌。肿瘤边缘呈分叶状,有细毛刺,为 4 型边缘

2.密度

在 Zuirewich 等报道的 68 例恶性结节中,80％呈不均匀密度,CT 片上表现为钙化、磨玻璃影、小泡样低密度区、空气支气管征、明显的空洞或无空洞的肿瘤坏死。

(1)钙化:在病理学上,肺癌内可见钙化。钙化可由于肿瘤坏死区的营养不良或肿瘤本身的原因而致,后者可见于黏液性腺癌。但除了在肺标本上,肺癌中的钙化很少能在胸部 X 线片中检出,而薄层 CT 扫描在钙化的检出上较标准胸部 X 线片敏感。据报道,胸部 X 线片在恶性结节中钙化的检出率仅 0.6％～1.3％,但在 CT 片上其钙化检出率可达 7.0％～13.4％,几乎为胸部 X 线片的 10 倍。6％～10％的肺癌在 CT 片上可仅用肉眼即可见到其内部的钙化。在有疑问者中则可用测量结节或肿块内的衰减值,以确定其有无钙化。许多研究者采用的区分钙化和非钙化的衰减值为 200 Hu。

肺癌中的钙化多数表现为结节或肿块内偏心性的针尖状或云雾状钙化。不常出现大块钙化区,钙化仅占据结节的一小部分,常在 10％体积以下(图 4-2)。非小细胞肺癌或小细胞肺癌都可发生钙化。钙化与细胞类型也无关,虽然小的周围型肺癌可发生针尖状钙化,但大多数发生钙化的肺癌直径都＞5 cm。

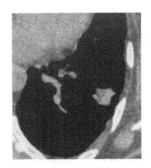

图 4-2　肺癌患者的横断面 CT 片

患者男性,56 岁,鳞腺癌。CT 纵隔窗,肿瘤内可见支气管充气征、空泡征及<10％面积的钙化

(2)磨玻璃影成分:虽然大部分非钙化的周围型肺癌是实心的,即肿瘤表现为软组织密度,但有些可出现全部或局灶性磨玻璃影密度。前者称为非实心结节,后者为部分实心结节。在一项 233 例孤立性肺结节的研究中,19％结节内有磨玻璃影成分,其中 34％为恶性结节,而实心结节中仅 7％为恶性结节。部分实心结节中的恶性率为 63％,非实心结节中的恶性率为 18％,直径>1 cm的部分实心结节中的恶性率很高。1996 年,Jang 正式报道 4 例有磨玻璃影的肺泡细胞癌,在病理学上磨玻璃影处为非黏蛋白性肺泡细胞癌,而在实心处为黏蛋白性肺泡细胞癌。其中 2 例 PET 阴性,可能与肺泡细胞癌中有新陈代谢活力的肿瘤细胞较少有关。此种磨玻璃影中多伴支气管充气征。据此可和其他呈磨玻璃影病变区别。在肺泡细胞癌中磨玻璃影范围越大则生长越慢、预后越好。有学者报道了有磨玻璃影的 132 例肺泡细胞癌和 92 例腺癌,肺泡细胞癌的磨玻璃影范围比腺癌大,无淋巴结或远处转移者的磨玻璃影范围大,提示磨玻璃影范围越大预后越好(图 4-3)。

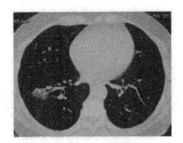

图 4-3　肺癌患者的横断面 CT 片

患者女性,70 岁,右下叶结节。边缘有分叶,80％为磨玻璃影

组成,并牵拉斜裂,手术病理学检查证实为细支气管肺泡癌

(3)空泡征:空泡征表现为结节内 1～2 mm 的点状低密度透亮影。病理学上,

小泡样低密度区在有些病例中为小的未闭合的含气支气管,在细支气管肺泡癌中也可为伴有乳头状肿瘤结构的小含气囊样间隙。小泡样低密度区可见于50%的细支气管肺泡癌病例中,较其他恶性病变多见,也可偶见于良性结节中。

(4)空气支气管征:当在CT片上见到一支气管直接进入结节或在结节内包含有支气管时称为支气管征或支气管充气征。表现为上、下层连续的长条状或分支状小透亮影。有学者曾对良、恶性结节各20个的HRCT表现做了这方面的观察,结果发现65%的恶性结节内均可见通畅的支气管或细支气管,管径正常或稍扩张;而良性结节中仅1例(5%)有支气管征。但局限性机化性肺炎可能是一个例外,因为其中50%的病灶可见支气管征。在恶性结节中,则以腺癌出现支气管征的病例为多。

(5)空洞:指在结节内有较大而无管状形态的低密度透亮影,在CT片直径>5 mm或相应支气管的2倍,而且与上、下层面支气管呈不相连的圆形或类圆形低密度透亮影(图4-4、图4-5);病理学上为结节内坏死液化并已排出;肿瘤性空洞多为厚壁空洞,壁不规则,可有壁结节;壁厚≤4 mm者倾向于良性,≥15 mm者倾向于恶性。在HRCT片上见到有明显的空洞的结节或肿块者,几乎都是恶性的。其中腺癌要较鳞状细胞癌多。

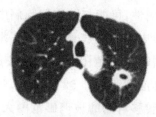

图 4-4 肺癌患者的横断面CT片(一)

患者男,66岁,左上叶鳞状细胞癌。边缘呈分叶状,有较长的毛刺,内有空洞。本例还有弥漫性肺小叶型肺气肿

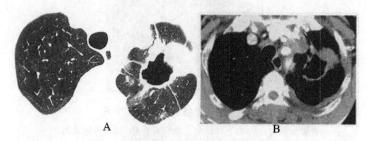

图 4-5 肺癌患者的横断面CT片(二)

患者男,65岁,左上叶鳞状细胞癌。图A(肺窗)示肿瘤呈不规则分叶状肿块,内有空洞,洞壁较厚,内壁不规则;图B(纵隔窗)更清楚地显示空洞壁

3.结节和胸膜的关系

位于肺周围的孤立性肺结节和邻近的胸膜之间可见胸膜尾征,表现为从结节外缘走向胸膜的三角形或放射状线条影,也称兔耳征或胸膜皱缩。在病理学上,是结节的一种促结缔组织反应而形成的结缔组织带牵扯胸膜向内(图4-6);胸膜尾征最常见于恶性结节中。它们绝大多数见于腺癌和细支气管肺泡癌(63.3%～78.6%)中,少数见于鳞状细胞癌和类癌中,但从未见于转移瘤中。要注意27%的良性结节也可见到胸膜尾征,特别是结核和机化性炎症,这说明在HRCT片上见到的该种征象对恶性结节来说并不是特异性的;如仅见局部胸膜增厚、粘连,也有结节和胸膜间的条状连接,但无胸膜皱缩是为胸膜反应,可为炎症纤维化或肺肿瘤对胸膜的侵犯。

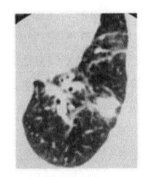

图4-6　肺癌患者的横断面CT片(三)

肺窗图像,结节外缘和胸膜之间可见胸膜尾征,还有血管向肿瘤集中的表现

4.生长速度

大多数肺癌的体积倍增(或直径增加26%)的时间为1～18个月,其中细支气管肺泡癌、黏液表皮样癌和囊腺癌生长较慢。在一项研究中,未分化癌的平均倍增时间为4.1个月,鳞状细胞癌为4.2个月,腺癌为7.3个月。

5.增强扫描

对无钙化的肺内孤立性结节的增强扫描研究中,注意到注射对比剂前后结节CT衰减值和密度形态学上的改变对鉴别结节的良、恶性有重要价值。

(1)增强扫描后CT衰减值的改变:有研究者曾报道对163例肺内孤立性结节的检测结果,111例恶性结节注射对比剂前后CT衰减值均较平扫时增加20～108 Hu,中位数为40 Hu,

而43例肉芽肿和9例良性病变仅增加4～58 Hu,中位数为12 Hu。有报道对32例孤立性肺结节的增强扫描结果,平扫时恶性结节和结核球的CT值均在

18～20 Hu，无明显区别，而错构瘤仅在 1 Hu 左右。注射对比剂后，恶性结节 CT 值增加 25～56 Hu，平均（40±10）Hu，而结核球 CT 值增加低于 12 Hu，平均（3±6）Hu。4 例错构瘤中 3 例仅平均增加（2±4）Hu，但另 1 例却增加 71 Hu。后者根据其 CT 值不能与癌区别。恶性结节注射对比剂后 CT 值逐渐升高，根据时间-衰减曲线大部分在注射后 2 分钟达到峰值。若以注射对比剂后 CT 值增强≥20 Hu 为诊断恶性结节的阈值，其灵敏度为 100％，特异性为 76.9％，阳性预期值为90.2％。阴性预期值为 100％，正确性为 92.6％。这种阈值在肉芽肿疾病发生率较高的地区中更有价值。但在该学者的资料中，也有 9％（15 例）的结节（6 例恶性，9 例良性）增强在（20±5）Hu 范围内。因此，增强在 20 Hu 左右的病例其诊断可靠性减少，故认为若增强在 16～24 Hu 时，仍应视为不定性结节。若≥25 Hu时，则可诊断为恶性结节。此时，应进一步做包括经皮针吸活检，经支气管镜活检，甚至开胸探查等有创性检查。若增加仅≤15 Hu，则可在临床密切观察下做定期X线复查。

从增强后的时间-密度曲线研究中可知：恶性结节的曲线上升速率较快，达到峰值后曲线维持在较高值；炎性结节的曲线上升更快，峰值更高，但达峰值后下降较快；良性结节的曲线低平或无升高。目前，多数学者认为增强≤20 Hu 高度提示良性，20～60 Hu 提示恶性，>60 Hu 以炎症结节可能大。

（2）增强后的密度形态学改变。根据注射后肉眼观察到的密度改变，把孤立性肺结节分为 4 型：中央增强型，增强位于占结节 60％ 的中央部；周围增强型；完全增强型，结节的周围及中央部均见增强；包囊增强型，仅周围部的最外围增强，此型结节常在注射后早期表现无增强，而在延迟扫描中出现包囊增强。完全增强型多提示为肺癌。周围增强型和包囊增强型见于结核球及大的错构瘤，该两型在 CT 值的测量中常呈无或仅轻度增强，因为测量时多取结节中央。肺癌有大面积坏死时也可呈周围增强型，此时其 CT 值增强可<20 Hu。因此，直径>4 cm 的结节做增强扫描时可出现不规则增强的形态学表现（图 4-7）。

（二）中央型肺癌

中央型肺癌最常见的 CT 扫描表现为病变侧伴支气管管腔变窄或阻塞的肺门部软组织肿块，以及肿块远侧的肺不张和实变。

1.肺门部肿块

肺门部肿块是中央型肺癌的直接征象，肿块可来自肿瘤本身、因转移而肿大的肺门淋巴结和肿瘤周围的实变或炎症。肿块的边缘不规则，与纵隔之间分界不清，如肺门部肿块的边缘分叶状越明显，则越有可能有肿大的淋巴结。肿块的密度一般较均匀,呈软组织密度(图4-8)。

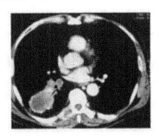

图4-7 肺癌患者的横断面增强CT片(一)

患者男,62岁,右下叶鳞癌。增强CT片见肿瘤呈周围强化

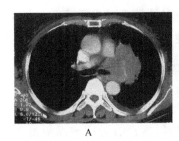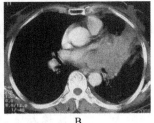

A   B

图4-8 肺癌患者的横断面增强CT片(二)

患者女,55岁,左中央型鳞状细胞性肺癌。增强CT纵隔窗可见左肺门边缘不规则
的肿块,左上叶支气管消失不见,肿瘤包围并闭塞左主肺动脉,并侵入纵隔内,还可
见左侧少量胸腔积液。从A图向下一个层面,B图可见肿瘤合并左舌叶肺不张

早期病例在肿块内或其内侧的支气管管壁内缘呈不规则的高低不平,后管壁增厚,发生不同程度的管腔狭窄,但导致管腔完全阻塞者不多见。此时,多可见管壁周围有肿块形成。

中央型肺癌可直接侵犯纵隔胸膜及各种纵隔器官和组织,如心脏、大血管、气管、食管和脊柱。如仅见到上述器官的轮廓线中断,只能假定上述器官有侵犯,而仅有的较可靠的纵隔侵犯的诊断征象是由于肿瘤蔓延而致的纵隔脂肪线消失。胸膜或心包积液并不是胸膜浸润的可靠征象,而完整的纵隔边缘也不足以排除早期的肿瘤浸润。CT检查和手术对比的结果显示,在CT片上肿瘤和纵隔面的接触未超过3 cm时常仍可切除,但这常需用薄层CT片来证实。

2.肿块远侧的肺不张和实变

支气管狭窄、闭塞后将发生一系列继发性改变,如阻塞性肺气肿、阻塞性肺炎、阻塞性肺不张和支气管扩张等,它们并无特征性,是中央型肺癌的间接表现。

大支气管阻塞可导致肺不张、支气管和(或)肺内分泌物的潴留;由于鳞状细胞癌较常见,并且起源于中央气道者也较多,因此是最容易发生肺不张和实变的肺癌类型。由于存在侧支通气这种阻塞后的改变可以是完全的或不完全的,它们都在 CT 上形成致密影,呈斑片状或均匀性密度增高,常伴有肺容积缩小。虽然支气管充气征在胸部 X 线片上不易见到,但在 CT 片上的检出比胸部 X 线片多,特别在治疗后,肿瘤有缩小时。在肿瘤远侧的气道可因黏液潴留而扩张,CT 片上表现为致密的不张区内出现分支状、结节状的低密度结构,为支气管充液征,在增强扫描后更明显。

当中央型肺癌合并阻塞性肺不张或实变时,不容易明确肿瘤的大小,因为在 CT 平扫时,肿瘤和非肿瘤的肺不张或实变的密度相似,要区别两者很困难,而在初次诊断时了解肿瘤的位置和大小对肿瘤的处理又很重要。快速系列增强扫描有帮助,但要注意扫描的速度和时间,在肺动脉期扫描时肿瘤的强化程度小,而远端的肺不张则呈明显的均匀强化,从而可区分两者。

(三)肺门纵隔淋巴结转移

无论是中央型或周围型肺癌在发展过程中会发生肺门和(或)纵隔淋巴结转移而致的淋巴结肿大。在初次诊断肺癌时,常已有肺门或纵隔淋巴结转移,特别在腺癌和小细胞癌中。肿瘤直径>3 cm(T_2)时,淋巴结转移的发生率要比较小的肿瘤为多,原发肿瘤的位置越靠近中央淋巴结受侵的机会也越多。淋巴结的转移常有一定的顺序,首先到同侧的段、叶间或叶淋巴结(N_1),以后到达同侧纵隔淋巴结(N_2);但 33% 病例可见跳跃的转移到纵隔淋巴结,而无肺门淋巴结转移,跳跃转移到对侧纵隔淋巴结(N_3)者也多见。

当肺癌尚局限于胸部时,有无纵隔淋巴结转移是决定大部分患者最后结果的最重要的指征。若对侧纵隔淋巴结被累及(N_3),则不能手术;在有症状的同侧纵隔淋巴结被侵犯时(N_2),手术也可能是不合适的;在手术中发现有 N_2 淋巴结的预后要比术前 CT 或纵隔镜已发现有 N_2 者为佳,其 5 年生存率可达20%~30%。

七、转移性肺癌 CT 扫描表现

直径>6 mm 的血源性肺转移瘤可在胸部 X 线片上发现,但 CT 扫描的灵敏度更高,CT 片可显示直径>2 mm 的胸膜下转移瘤,而在中央肺部则需要直径>4 mm时才能检出。

(一)多发性血源性肺转移瘤

在一个有已知肿瘤病例中,CT 片见到多发性软组织密度的肺结节时常表明为肺转移瘤。结节大小不一,自几毫米至几厘米,位于肺周围部者较多。边缘多清楚、光滑（图 4-9），少数来自腺癌的转移瘤可表现为边缘不规则或边缘模糊。在一篇报道中，30％～75％的转移瘤可见肺血管直接进入转移瘤内，但在 CT 检查与病理学的对照研究中，其检出率＜20％，薄层 CT 检查在该征象的检出上较可靠。约 5％的肺转移瘤发生空洞，常见于来自宫颈癌、结肠癌和头颈部癌（图 4-10）。空洞和转移瘤的大小无关，可能和原发肿瘤的病理过程有关，如鳞状细胞癌中的角蛋白液化和腺癌中的黏蛋白/类黏蛋白变性。来自头颈部鳞癌的空洞性转移瘤可很小，壁很薄，可同时有实心结节。钙化见于成骨肉瘤和软骨肉瘤的病例中，偶见于来自产生黏液的肿瘤，如结肠癌或乳腺癌。

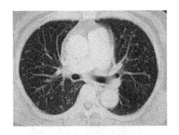

图 4-9　肺癌患者的横断面 CT 片(四)

患者女性，58 岁，右上叶腺癌合并两肺血源性转移瘤，多发性小结节边缘清楚，随机分布，但以肺周围部较多

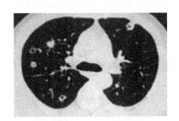

图 4-10　直肠癌肺转移患者的横断面 CT 片

患者男，70 岁，直肠癌患者的胸部 CT 片见两肺血源性转移瘤，大小不一，有空洞，也有实心结节

(二)孤立性肺转移瘤

在一项有胸外恶性肿瘤一年后肺内出现孤立性结节的报道中，63％为原发瘤，25％为转移瘤。在原发病灶为鳞癌者中 65％、腺癌中 50％的孤立性肺结节为原发瘤，而肉瘤者则几乎都为转移瘤。Quint 等报道在原发为头颈部、膀胱、乳腺、宫颈、胆管、食管、卵巢、前列腺或胃等癌中的孤立性肺结节多为原发瘤(转移：原发＝25～26：3～8)；在原发为涎腺、肾上腺、结肠、腮腺、肾、甲状腺、胸腺、子宫等癌中两者机会相似(转移：原发＝13：16)；而原发为黑色素瘤、肉瘤、

睾丸癌者中则多为转移瘤(转移：原发＝23：9)。

孤立性肺转移瘤的 CT 扫描表现和良性结节十分相似,多数为直径＜2 cm、边缘光滑的圆形结节,有时可呈卵圆形。60％位于胸膜下,25％位于肺周围部,2/3 位于两侧下叶。有时可见到结节-血管征,即在转移性结节和相邻动脉分支之间有相连(图 4-11)。另一个有助于与良性结节区别的征象是转移性结节远侧的低密度区,这可能是由于转移瘤阻塞了肺血管,造成了其远侧血流灌注不良的结果,而良性结节中无此征象。少数孤立性转移瘤的边缘有分叶和毛刺,多来自腺癌的转移,与原发性肺腺癌不易区别。

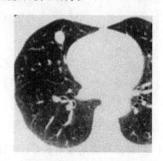

图 4-11　结肠癌肺转移患者的横断面 CT 片

患者男,60 岁,结肠癌病例肺内边缘光滑的孤立性转

移瘤,病理证实,在 HRCT 上,可见血管进入结节内

八、鉴别诊断

原发性肺癌的 CT 扫描表现,特别是周围型肺癌需与许多肺内孤立性肺结节鉴别,纵隔内的转移性淋巴结肿大需与各种肺门或(和)纵隔淋巴结肿大的病变鉴别。

(一)孤立性肺结节的鉴别

1.结核球

约 60％的孤立性肺结节是肉芽肿,可发生于任何年龄的患者中。据统计,在年龄小于35 岁的患者的孤立性肺结节中90％为肉芽肿。肉芽肿多由结核、组织胞浆菌病及球孢子菌病所致,在中国大多数的肉芽肿为结核性。直径≥2.0 cm的类圆形纤维干酪灶称为结核球,＜2.0 cm 者称为结核结节。结核球的内容物多为凝固状的干酪样坏死,有时有钙化,周围有厚约 1 mm 的纤维包膜。

结核球或结核结节在 CT 平扫上多呈直径 0.5～4.0 cm,或更大些的圆形或卵圆形病变,大多位于上叶,右侧多于左侧。典型的结核球边缘光滑、锐利

(图 4-12),但少数也可模糊,甚至呈分叶状,90%的病例其周围可见到卫星灶,发生空洞者也不少见,空洞多呈偏心性、裂隙状或新月状。结核的重要特征是经常发生钙化,各种良性钙化形态如弥漫性、靶心性、点状、爆米花状及层状等,均可见于结核球中,尤其层状或全部钙化几乎是结核球的特征性表现,经常伴有肺门淋巴结钙化。

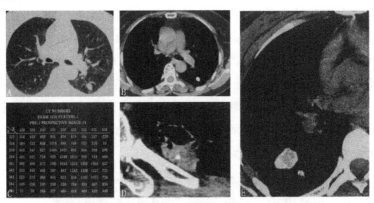

图 4-12 结核球患者的横断面 CT

A.左下叶背段结核球,CT 肺窗示病灶呈结节状,边缘较光滑;B.纵隔窗,结节呈弥漫性全钙化;C.为上述病灶的像素 CT 值分析,多在 300 Hu 以上;D.左下叶结核球,CT 平扫纵隔窗示病灶边缘不规则,内部见靶心钙化;E.右下叶结核球,CT 平扫纵隔窗见病灶边缘呈环状钙化,周围有小的钙化卫星灶

此外,多数的结核球有胸膜粘连带,也是本病在 CT 片上的另一重要特征。结核球在 CT 片上可保持几个月或几年不变,偶有进行性增大。通常,病变越大,其活动性可能越大。在增强扫描时结核球 CT 值增加常低于 12 Hu,平均（3±6）Hu。结核球在增强扫描后的形态学表现上也有特征性的表现,Murayama 等曾对 12 例经手术切除的无钙化结核球做了 CT 增强类型的观察,发现 7 例(58%)呈环状边缘增强,其中 2 例为不完全的环状增强;2 例(17%)于结节中央部可见弧线状增强;其余 3 例(25%)为无特异性的增强,其中 2 例呈部分增强,1 例为均匀增强。

结核球主要需与周围型小肺癌鉴别。周围型肺癌的形态不规则,边缘毛糙,有分叶,而且多为深分叶,并可见毛刺,可有空泡征和支气管充气征,但钙化少见;而结核球边缘多光整,空洞多呈偏心性,钙化常见,周围多有卫星灶等可资鉴别。如有困难可做增强扫描,结核球多无强化或呈边缘强化,而肺癌多为均匀或不均匀强化,强化幅度多在 20 Hu 以上。

2.错构瘤

错构瘤是最常见的肺部良性肿瘤,占手术切除的肺结节病例中的6%~8%,仅次于肺癌和肉芽肿病(结核球)。起源于支气管的未分化间质细胞,由间质和上皮组织混合组成,有不同程度钙化和骨化的软骨、脂肪或黏液瘤样结缔组织是其突出的组织成分。

CT扫描表现为肺内结节或肿块,呈圆形或类圆形,77%的直径在3 cm以下,但也可达到10 cm以上,边缘光滑,可有分叶,密度均匀,内部可有钙化或代表脂肪的低密度区。CT诊断标准:①结节直径<2.5 cm;②边缘光滑;③结节内含有CT值在-140~-40 Hu的局灶性脂肪区,或有与脂肪共存的CT值>170 Hu的钙化(图4-13)。有时分叶较深,可误诊为肺癌,但后者除有分叶外,常有细短毛刺和棘状突起,胸膜凹陷,结节内有时有支气管充气征或空泡,有利于鉴别诊断。

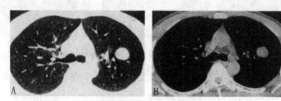

图4-13 错构瘤患者的横断面CT片

患者男,45岁,无症状。图A为左肺上叶直径2 cm结节,边缘光滑;图B为纵隔窗,见结节密度均匀,取小区域为兴趣区,测量其内部像素的CT值

3.炎性假瘤

本病的细胞成分多样,病程长短不一,临床上有多种不同的命名,但本质上并非是真正的肿瘤,而是一种非特异性的慢性炎症性增生,其病理学基础是肺实质炎性增生性瘤样肿块,属于不吸收或延迟吸收的肺炎。

在CT扫描表现上具有良性病变的征象,但无特征性。大多呈圆形或类圆形的结节或肿块,大小2~6 cm,多在3 cm以内,但少数可达10 cm以上,多位于肺周围部,或紧贴胸膜并可与其发生粘连,边缘较清楚或毛糙,分叶少见,邻近胸膜常有尖角样胸膜反应。密度较均匀,偶有钙化,少数病例可出现洞壁光滑的空洞或支气管充气征。平扫时CT值略高,增强扫描时呈不均匀的明显增强,部分病例不强化或仅有边缘强化。纵隔内多无淋巴结肿大,此点有助于良性病变的诊断。

随访中可长期无变化或缓慢增大,如边缘出现分叶、毛刺等征象时要想到恶变的可能。

4.局限性机化性肺炎

本病为不吸收或延迟吸收的肺炎,占全部肺炎的 5%～10%。病理学上可见肺泡和呼吸性细支气管内的炎性渗出物机化,并有炎性细胞浸润,是不可逆的病变。

本病都位于肺周围部,39%和胸膜相接,44%直径＜2 cm,大部分(72%)呈卵圆形、梭形或梯形,呈圆形者仅 28%。94%边缘清楚而不规则,50%可见胸膜尾征和空气支气管征,56%病灶周围有卫星灶,在随访中 3/4 病例病灶有缩小、密度减低或消失(图 4-14)。

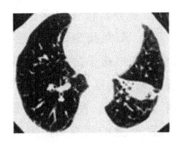

图 4-14　机化性肺炎患者的横断面 CT 片

患者男,45 岁,左肺下叶内前基底段,斜裂下梭形结节,内有大小不等的低密度影,并可见胸膜尾征。手术证实为机化性肺炎

由于本病病灶边缘不规则,病灶内有空气支气管征等常难以与肺癌鉴别,但本病位于肺周围部胸膜下,呈卵圆形、梭形或梯形的形态,病灶周围有卫星灶等特征有助于本病的诊断。如不能肯定,应及早进行肺活检。必要时,可在较短间隔期(3～4 周)后复查,观察病灶有无缩小。

5.真菌病

多种真菌可在肺部形成病灶,其中较常见的有曲霉菌、毛霉菌、白色念珠菌、隐球菌和组织胞浆菌等。它们大多是在全身性疾病、机体免疫力下降的基础上,导致肺部真菌病的发生。

各种肺部真菌感染在 CT 上多无特征性表现,不能加以区分,也难以和其他病因所致的肺炎、结核、肿瘤或脓肿鉴别。常见的 CT 扫描表现有呈累及多个肺段或肺叶的炎症性改变,边缘模糊,内可有空洞形成;肺内单个或多个结节也不少见,大小不一,多位于肺的中外带,边缘多较模糊,有的结节边缘围绕磨玻璃影,出现晕征,是病变累及小肺动脉导致出血性梗死的结果;当多个结节增大融合时可形成肿块,其边缘可呈分叶状,有的周围也有晕征,肿块内部密度均匀或不均匀,有坏死液化时出现空洞,一般空洞内壁较光滑,厚薄不一。真菌感染还可引起肺门或(和)纵隔淋巴结肿大、胸腔积液、胸膜增厚,甚至肋骨破坏等。

孤立性真菌感染所致的结节或肿块须与周围型肺癌、结核球及炎性假瘤等鉴别。周围型肺癌多有分叶或毛刺的边缘,一般周围无晕征,有胸膜尾征,较易鉴别。结核球的边缘清晰,较光滑,周围有卫星灶,内部密度较高,多有钙化,也常可与之鉴别。

(二)肺门或(和)纵隔淋巴结肿大的鉴别

许多其他疾病,包括肺癌以外的肿瘤、感染、结节病和反应性增生等都可引起纵隔和肺门淋巴结肿大,需要和肺癌转移所致的肿大淋巴结鉴别。在肿瘤中包括恶性淋巴瘤、转移瘤及白血病等。转移瘤常来自支气管、食管和乳腺,如原发肿瘤位于胸外时,则多来自肾、睾丸和头颈部。感染中最常见者为结核和真菌,后者常见者为组织胞浆菌病和球孢子菌病;结节病是又一种经常引起淋巴结肿大的原因。淋巴结肿大还可见于其他各种疾病,如硅沉着病、煤工肺尘埃沉着病、石棉沉着病、卡斯尔曼病、淀粉样变、慢性铍肺、韦氏肉芽肿、多发性骨髓瘤、朗格汉斯细胞组织细胞增生症、严重的肺静脉压力增高和药物引起的淋巴结病等。反应性过度增生是淋巴结对肺感染、细胞碎屑和异物的反应性改变,是一种急或慢性、非特异性的炎症过程,可产生淋巴结的炎症和过度增生。它们见于肺感染、支气管扩张和各种急、慢性间质性肺病等的淋巴引流区。

1.淋巴瘤

恶性淋巴瘤是淋巴过度增生病中的一部分,现在一般把恶性淋巴瘤分为霍奇金淋巴瘤(Hodgkin lymphoma,HL)和非霍奇金淋巴瘤(non-Hodgkin lymphoma,NHL)两种,它们在临床、病理和预后上均有所不同,在HL中可见到里-施细胞,而NHL中没有,而且恶性程度较HL高,预后差。每种又根据组织学改变分为几个类型,它们都可累及胸部。

上纵隔淋巴结肿大是HL的标志,最易累及上纵隔和气管旁淋巴结链,不累及肺门淋巴结者也很少见,其他区的淋巴结——隆突下、膈上、食管旁和乳内等区的发生率依次下降。在治疗前淋巴结很少发生钙化,在治疗后则可发生钙化。

广泛的纵隔淋巴结肿大可造成上腔静脉阻塞和对食管或气管的压迫。病变还可累及肺部及胸膜,但检出率要较淋巴结者为少。NHL的临床表现和病理学特征都较HL复杂。病变在全身较为广泛,仅40%累及胸部,在全部NHL中10%仅累及纵隔。

在病理学上一般先根据病变的大体表现分为低、中、高3个等级,然后再分为10类,一般NHL在发现时要较HL为严重,但它不像HL那样,解剖部位的分期并不重要,而其病理学改变和肿瘤的大小更重要。

在 CT 扫描表现上,虽然两种淋巴瘤在全身分布可不一样,但在胸内淋巴结的表现是相似的。典型表现为两侧但不一定是对称的肺门淋巴结肿大,一侧肺门淋巴结肿大者非常少见。纵隔中气管旁淋巴结和隆突下淋巴结受累者至少和气管支气管淋巴结一样多或还要多,累及前纵隔和胸骨后淋巴结者也不少,当它们很大时,甚至可直接破坏胸骨,当肺部有病变时都有纵隔淋巴结肿大。但在NHL 的组织细胞亚型可仅有肺部改变而无淋巴结肿大。在淋巴瘤中增大的淋巴结可呈散在状或融合成块,边缘清楚或模糊,大多数病例中增大的淋巴结在增强扫描中有增强,大部分为轻度或中度增强,小部分可增强达 50 Hu 以上,后者多为 HL,但也有不增强者。

20％病例的淋巴结内有低密度囊状坏死区,在治疗后淋巴结有缩小时,囊状坏死区可继续存在。治疗前淋巴结内有钙化者很少见,在经化疗或放疗后淋巴结内可发生钙化,呈不规则、蛋壳状或弥漫性钙化。

在与肺癌转移而致的肺门或(和)纵隔淋巴结肿大的鉴别上,肿大淋巴结的位置很重要。肺癌转移而致的肿大淋巴结的分布位置多沿原发肺癌的淋巴转移的途径发生,常有肺门淋巴结肿大,至晚期才有对侧纵隔或肺门淋巴结肿大,而此时肺内的原发病灶多已较明显;而淋巴瘤者肺内可无原发病灶,其肿大的淋巴结多为两侧对称,易融合成片,淋巴结之间的界线消失,不易分出该组中的每个淋巴结。增强扫描时为中度增强,较肺癌所致者为低,这些均有助于鉴别。

2.结节病

结节病也是一种常引起肺门和纵隔淋巴结肿大的全身疾病,淋巴结肿大是结节病最常见的胸部表现,发生于 75％～80％的患者中。

在笔者等报道的一组病例中 78.1％可见淋巴结肿大,他们除左上气管旁区(2L 区)、左气管支气管区(10L 区)外,其余各区均可被累及,尤以右下气管旁区(4R 区)、右气管支气管区(10R 区)、主-肺动脉窗区(5 区)及隆突下区(7 区)为多见,其检出率均在 60％以上。

两侧对称的肺门淋巴结肿大伴有气管旁淋巴结肿大是结节病的典型表现,右侧气管旁淋巴结比左侧者发生率高。病变淋巴结的大小各异,肿大的肺门淋巴结的边缘清楚、常呈分叶状。两侧对称分布是结节病的又一大特点(图 4-15),因为在其他淋巴结肿大的病变,如结核、淋巴瘤和转移瘤中很少是两侧对称的。纵隔内的肿大淋巴结常多区同时发生,可累及前、中和后纵隔等各区淋巴结,在CT 片上 25％～66％累及前纵隔,但都伴有它区的淋巴结肿大,如仅为前纵隔淋巴结肿大,强烈提示为结节病以外的疾病,特别是淋巴瘤;结节病的淋巴结可发生钙化,在 CT 片上的检出率为 44%～53%,钙化仅发生在有病变的淋巴结内,是纤维组织营养不良的表现,而与高钙血症或合并结核无关。钙化可发生于任何区的淋巴结中,但以肺门和气管旁为多见。钙化的形态也无特异性,但有的表现为蛋壳状钙化较有特异性,因为它仅见于结节病和硅沉着病中,偶见于结核中。在增强扫描中,淋巴结多为中度的弥漫性增强,很少有呈环状强化者。

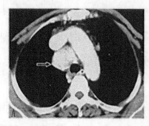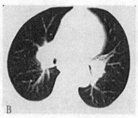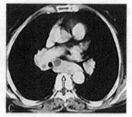

图 4-15　结节病横断面 CT 片

患者女,53 岁,结节病。增强 CT 纵隔窗见右气管旁(4R 区)淋巴结肿大(图 A 箭头),增强后呈弥漫性强化,CT 值较高,达 80 Hu。图 B 为图 A 的向下层面,见两侧叶间区(11 区)淋巴结肿大,气管旁＋两侧肺门淋巴结增大是结节病的典型表现。图 C 为图 B 的增强 CT 纵隔窗,除 11 区淋巴结肿大外,还可见隆突下(7 区)淋巴结肿大,并有囊变(箭头)

在与肺癌转移而致淋巴结肿大的鉴别上,淋巴结的位置仍很重要,虽然有些结节病病例肺内可见到大小不等的结节或肿块,但其肿大淋巴结的位置和肺内病变无肯定的关系;结节病中的肿大淋巴结虽然也可以长得很大,但常仍可见到各个淋巴结的边缘,肿大淋巴结可发生钙化,增强扫描时多为中、高度增强,较肺癌转移者稍高;而肺癌转移所致的淋巴结肿大可发生融合,并很少发生钙化;大多数结节病患者在第一次检查时淋巴结已达最大的大小,在以后的 3～6 个月内减小,2/3 在 1 年后不再可见,仅 6% 在 2 年后仍可见但也有减小,淋巴结逐渐缩小,这也有助于和纵隔淋巴瘤或转移瘤鉴别。

3.纵隔淋巴结结核和真菌感染

纵隔和(或)淋巴结结核多见于儿童的原发性结核中,近年来随着抗结核药物的滥用和艾滋病的流行,成人中继发结核性纵隔淋巴结炎也不少见,以中老年人和免疫损害者为多见,在研究者报道的一组成人病例中的平均年龄为45.9 岁。患者多无症状或有因肿大的淋巴结压迫邻近纵隔组织而引起相应的症状。

在 CT 片上,几乎各区的淋巴结都可以被累及,但 60% 左右位于右气管旁上区(2R 区),20% 左右位于右气管旁下区(4R 区)和主-肺动脉窗区(5 区)内。淋巴结的大小对判断病变的活动性有一定意义,活动性者和非活动性者的平均长径分别为 2.8 cm 和 2.1 cm。平扫时淋巴结的密度对诊断也有重要意义,直径>2 cm 的淋巴结在平扫上呈中央相对低密度区时表明病变为干酪坏死期。增强CT 扫描对本病的诊断和鉴别诊断有决定性意义。在增强扫描时,85%~100%的活动性者的淋巴结呈明显环形强化(CT 值 101~157 Hu),而中央区密度较低(CT 值 40~50 Hu),当有液化时 CT 值将更低,有的淋巴结的边缘较模糊也提示病变有淋巴结外蔓延;上述表现经抗结核治疗后有明显好转或完全消失,证实为活动性病变。非活动性者则在增强扫描时呈均匀状,而无边缘环状强化、中央低密度的表现。

本病虽然肺内常无实质性活动病变,但 67% 可见肺内有陈旧性结核病变。

在纵隔淋巴结结核与肺癌转移而致的淋巴结肿大的鉴别上,平扫时淋巴结中央低密度和增强扫描时典型的边缘环形增强有重要意义。特别是边缘环形增强在肺癌转移而致者中不多见,但 CT 扫描并不是经常都能帮助鉴别。MRI 扫描可能有用,如肿大淋巴结在 MRI 扫描的 T_1 和 T_2 权重像上都呈低信号强度而考虑为炎性肿块时,必须考虑纵隔淋巴结结核的可能。

真菌感染中常见者为组织胞浆菌病和球孢子菌病,它们在我国较少见,当组织胞浆菌病累及肺和(或)纵隔及胸外组织时,常见纵隔淋巴结肿大,表现为伴或不伴有肺部改变的一侧或两侧肺门淋巴结、纵隔淋巴结或肺内淋巴结肿大。肺部改变可表现为局灶性肺炎、一个或多个结节,可出现空洞或钙化,在无肺部改变的本病中,诊断需结合流行病学、临床材料和实验室资料。

4.肺癌以外的其他胸部恶性肿瘤的纵隔淋巴结转移

(1)食管癌:食管淋巴管构成围绕食管的不间断的致密的黏膜下丛,上 2/3食管淋巴管向头侧引流,下 1/3 的淋巴管向下引流至腹部,也可在多水平上直接和邻近的胸导管交通,作为这种广泛引流系统的结果,常发生跳跃性转移,在远处发生淋巴结转移,而不累及中间的淋巴结。上中部食管的播散常累及气管旁淋巴结,下部食管癌转移的最常见淋巴结为胃小弯和胃左动脉淋巴结(胃肝韧带淋巴结)。

食管癌因纵隔淋巴结转移而肿大时,其肿大程度可能较因肺癌而转移者为小,有学者对 1 196 个因食管癌而切除的淋巴结的病例研究中表明,129 个(10.8%)为恶性,其大小和转移无明显相关。无转移淋巴结平均为 5 mm,转移淋巴结平均为 6.7 mm,仅 12% 转移淋巴结直径>10 mm。但也有研究报道直径

<10 mm 的转移淋巴结的预后要较>10 mm 者为好。由于食管癌病例发现有纵隔淋巴结肿大时,其进食困难的症状多已较明显,在临床上和肺癌淋巴结转移的区别一般不困难。

(2)恶性胸膜间皮瘤:起自脏层和膈肌胸膜,其自然的播散是通过脏层胸膜到肺,局部扩张到胸壁和膈肌。上中部前胸膜淋巴引流到内乳淋巴结,下部胸膜淋巴引流到膈肌周围淋巴结。后胸膜淋巴引流到胸膜外淋巴结,后者位于脊柱旁邻近肋骨的胸膜外脂肪内。膈肌胸膜有丰富的淋巴管网络,沟通胸腔和腹腔。膈肌的前部和侧方淋巴管引流入内乳和前纵隔淋巴结,后部膈肌淋巴管引流到主动脉旁和后纵隔淋巴结。后纵隔淋巴管再向上引流和中纵隔淋巴管交通,也可向下引流到胃肝韧带和腹腔动脉淋巴管。

恶性胸膜间皮瘤的纵隔淋巴结转移可表现为累及一侧肺门或支气管肺淋巴结,也可累及隆突下和包括内乳淋巴结的同侧纵隔淋巴结,严重时累及对侧纵隔或内乳淋巴结。此时,胸膜间皮瘤的结节或肿块多已十分明显(图 4-16)。

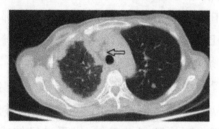

图 4-16　胸膜间皮瘤

患者女,58 岁,胸膜间皮瘤。右侧胸膜呈典型的环状增厚,表面高低不平。纵隔内可见右下气管区(4R 区)淋巴结肿大(箭头所指处)

5.肺尘埃沉着病

在长期吸入生产性粉尘的工人中也会发生肺门和纵隔淋巴结的变化,表现为淋巴结的肿大和(或)钙化(图 4-17)。在研究者报道的 100 例煤工肺尘埃沉着病的 CT 检查中,83% 淋巴结有肿大,88% 有淋巴结钙化。在有大块纤维化的Ⅲ期肺尘埃沉着病患者中的肿大淋巴结检出率较无大块纤维化的Ⅰ、Ⅱ期肺尘埃沉着病明显增多。此时,要和肺癌所致者鉴别,除肺尘埃沉着病的大块纤维化的 CT 扫描表现和肺癌有不同外,肺尘埃沉着病中的肿大淋巴结较小,以直径在1.5 cm 以下者为多,而且钙化的发生率高,有助于鉴别。

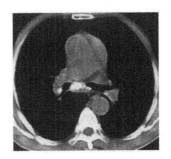

图 4-17　尘肺患者横断面 CT

患者男性,55 岁,煤工尘肺。隆突下(7 区)淋巴结肿大,并有大量钙化

6.卡斯尔曼病

卡斯尔曼病也称良性巨淋巴结增生症,原因不明,在青年人中多见。它也可为多灶性累及胸内、外淋巴结,以在纵隔内最多见。

在组织学上,它分为两型:透明血管型(90%)和浆细胞型。前者的 CT 扫描表现为纵隔或肺门部有一侧或两侧软组织密度肿块,边缘清楚,可有分叶,有时可十分巨大,并发生钙化,肿块可延伸至颈部或腹膜后。平扫时的 CT 值为 43~55 Hu,平均 47 Hu,在增强扫描时肿块有非常明显的增强,CT 值可达 80~125 Hu,平均 90 Hu,在动态扫描中可见从周边到中央的逐渐强化,这有助于鉴别诊断。鉴别诊断中要包括各种在增强扫描中有强化的病变,如结节病、结核病、血管成免疫性淋巴结病和血管性转移瘤,特别是来自肾细胞癌、甲状腺乳头状癌和小细胞肺癌者。

第二节　中毒性肺水肿的 CT 诊断

中毒性肺水肿是由吸入高浓度刺激性气体所致的呼吸系统损害的疾病之一。其病理学特征是肺间质和肺泡腔液体积聚过多。若不及时抢救或救治不当,可导致急性呼吸窘迫综合征和急性呼吸衰竭,是职业性中毒的常见急症之一。

一、作用机制

高浓度刺激性气体烟雾吸入后,直接损伤肺泡上皮细胞及表面活性物质,致肺泡表面张力增加,肺泡萎陷,液体渗出增加,肺泡壁通透性增加,致水分进入肺泡。

毒物直接破坏肺毛细血管内皮细胞,致内皮细胞间裂隙增宽,液体渗出。此外,进入血液循环中的毒物、炎症介质、缺氧、神经-体液调节,致毛细血管痉挛或扩张,使渗出增加,导致肺间质水肿。

肺淋巴循环受阻、肺动脉高压和静脉回流受阻,均影响肺内液体排出。

二、病理学过程

由肺毛细血管渗出到肺组织的液体首先出现于肺间质,若程度较轻,则表现为间质性肺水肿。反之则逐渐扩展至肺泡,形成肺泡性肺水肿。可分为 4 个阶段。

液体积聚于细支气管和小血管周围的结缔组织内;肺泡间隔肿胀;液体积聚于肺泡角;肺泡水肿。

三、临床过程与分期

可分为 4 期。

(一)刺激期

吸入刺激性气体后短时间内发生呛咳、流涕、咽痛、胸闷、头晕、恶心及呕吐等。

(二)潜伏期

一般为 2～6 个小时,病情越重者本期越短。本期内病情相对稳定,患者自觉症状减轻。肺部病变可继续发展。

(三)肺水肿期

患者突然出现进行性加重的呼吸困难,咳嗽并咳出大量泡沫血痰,发绀、烦躁、大汗淋漓,双肺布满湿啰音。胸部影像学检查可见肺水肿表现。该期尚可并发自发性气胸,纵隔及皮下气肿,肝、肾、心等器官损害,酸中毒和继发肺部感染等。

(四)恢复期

经正确救治,无严重并发症,肺水肿可在 2～3 天内得到控制,症状、体征逐渐消失,肺部影像学表现在一周内恢复正常。

四、CT 表现

(一)潜伏期

在潜伏期末可无明显异常或仅见肺纹理增多、模糊,双肺有磨玻璃影(图 4-18)。

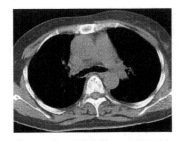

图 4-18　中毒性肺水肿潜伏期

患者为苯中毒潜伏期,双肺弥漫性磨玻璃影,密度较淡,边缘模糊

(二)肺水肿期

至肺水肿期,可见双肺野内弥漫性成团、成片絮状的高密度影,边缘模糊,呈中央型分布,越往中央密度越高,越往周边密度越淡,病变以双中下肺野为主,而肺尖及外带较清晰。双侧胸腔可有少量积液。可有纵隔气肿和颈部及腋窝的皮下气肿(图 4-19)。

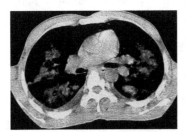

图 4-19　中毒性肺水肿的肺水肿期

双肺多发片样絮状高密度影,轮廓模糊。呈中央分布

(三)恢复期

双肺野内弥漫性成团、成片絮状的高密度影开始吸收,密度逐渐变淡,而渐变为密度极淡的磨玻璃影,一般 7 天左右基本消失。双侧少量胸腔积液、纵隔气肿和颈部及腋窝的皮下气肿一般需10～15 天才能吸收(图 4-20、图 4-21)。

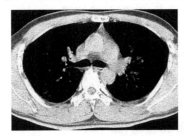

图 4-20　中毒性肺水肿恢复初期表现

中毒性肺水肿开始恢复,双肺呈团的絮状影变淡,周围呈磨玻璃影

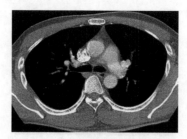

图 4-21 中毒性肺水肿恢复期

与图 4-20 为同一患者,双肺多发的絮状影已吸收,双肺表现为正常

第三节 硅沉着病的 CT 诊断

硅沉着病(silicosis)是由于长期吸入游离二氧化硅粉尘所致的以肺部弥漫性纤维化为主的全身性疾病,是法定肺尘埃沉着病中人数最多、危害最严重的。硅沉着病约占法定肺尘埃沉着病发病总人数的 43%。

一、病因与接触机会

硅沉着病的病因是吸入游离二氧化硅,它是石英的主要成分,约 95% 的矿物和岩石都含有石英。因此,凡与矿物、岩石的开采、使用有关的行业都有可能接触游离二氧化硅。

(1)采矿业:金属矿石的开采,云母、氟石及硅质煤等的采掘。

(2)开山筑路:隧道和涵洞的钻孔、爆破等。

(3)建筑材料工业:石料的开采、轧石及石料的整理加工等。

(4)钢铁冶金业的矿石原料加工、准备及炼钢炉的修砌。

(5)机械制造业:铸造工艺中型砂准备、浇铸、铸件开箱、清砂整理及喷砂等。

(6)耐火材料业:原料准备、成型及焙烧等。

(7)制陶、瓷工业的原料准备、碾碎及加工磨细等。

(8)玻璃制造业原料的准备。

(9)石粉行业:石英加工、碾压、研磨、筛分、装袋及运输等。

(10)造船业:喷砂除锈。

(11)搪瓷业:原料制备和喷花、涂釉等。

二、分类

由于接触粉尘中的游离二氧化硅含量不同,所引起的临床表现、疾病的发展和转归,甚至病理改变均有所不同。

(一)慢性或典型硅沉着病

粉尘中游离二氧化硅含量低于30%,接触工龄一般在20～45年。病变以硅结节为主,以肺上叶为多,可能与肺下叶对粉尘的清除较好有关。这种单纯硅沉着病的硅结节一般<5 mm,对肺功能的损害也较少见或不严重。硅沉着病可形成进行性大块状纤维化,通常发生在两肺上部,是由纤维结节融合所致的。此种病变即使脱离粉尘接触之后也仍然会发展。

(二)快进型硅沉着病

粉尘中游离二氧化硅含量在40%～80%,接触工龄一般在5～15年,纤维化结节较大,X线片上可形成暴风雪样改变,进行性大块状纤维化可发生在两肺中野,病变进展很快,肺功能损害常较严重。此型硅沉着病多见于石英磨粉工和石英喷砂工。

(三)急性硅沉着病

亦称硅性蛋白沉着症,是一种罕见的硅沉着病,发生在接触二氧化硅含量很高且浓度很高的粉尘作业工人中。此型硅沉着病首先由 Buechner 和 Ansari 在喷砂工中发现并报道。一般在接触1～3年发病,迅速进展并由于呼吸衰竭而死亡。其病理学特征和非特异性肺泡蛋白沉着症所见相同,即肺泡由脂质蛋白物所填充。临床表现以呼吸困难、缺氧为明显,气体弥散功能严重受损。

三、病理

硅沉着病的基本病变是硅结节(Silicosis nodules)、弥漫性肺间质纤维化和硅沉着病团块的形成,硅结节是诊断硅沉着病的病理形态学依据。

尸检大体标本:肺呈灰黑色,体积增大,重量增加,质坚韧,胸膜增厚粘连;切面两肺分布有许多硅结节及间质纤维化,晚期可见单个或多个硅沉着病团块,质硬如橡胶;支气管-肺门淋巴结增大、变硬及粘连。

硅结节外观:呈圆形灰黑色,质韧,直径2～3 mm,多位于胸膜下、肺小叶、支气管及血管周围淋巴组织中。典型的硅结节境界清楚,胶原纤维致密扭曲,呈同心圆排列,中心可见不完整的小血管,纤维间无细胞反应,出现透明性变,其周围肺泡被挤压变形,偏光显微镜检查矽结节中可见折光的矽尘颗粒。

弥漫性肺间质纤维化在典型硅沉着病中并不突出,而主要表现为胸膜下、肺小叶间隔、小血管及小支气管周围和邻近的肺泡间隔有广泛的纤维组织增生,呈小片状或网状结构。严重者肺组织破坏,代之以成片粗大的胶原纤维,其间仅残存少数腺样肺泡及小血管。

硅沉着病团块形成是硅沉着病发展的严重阶段,多位于两肺上叶、中叶内段、和下叶背段。组织学上表现为硅结节的融合。团块可发生坏死、钙化,形成单纯的硅沉着病空洞,但较少见。也可并发结核形成硅沉着病结核空洞。

四、发病机制

各项研究学说很多,如表面活性学说、机械刺激学说、化学中毒学说及免疫学说等。但都各有偏颇,仍不十分清楚。目前以 Heppleston 提出的细胞毒学说为研究热点。该学说认为肺巨噬细胞吞噬石英粉尘颗粒后,发生崩解、坏死,继而释放出一种能促进成纤维细胞增生和促进胶原形成的细胞因子,称为 H 因子。该因子种类很多,均属炎性介质。如有肿瘤坏死因子(TNF)、成纤维细胞生长因子(FGF)、表面细胞生长因子(EGF)、转化细胞生长因子(TGF_β)、拟胰岛素生长因子(IGF)、血小板生长因子(PDGF)、白三烯(LTB_4、LTG_4)、白介素($ILIa$、IL-6)及淋巴因子(CD_4、CD_8)等。其中以白介素(IL-1)和肿瘤坏死因子(TNF)对肺损伤最突出,且有协同作用。

最近又有人提出氧自由基学说,认为石英粉尘可诱导氧自由基的产生,提示"粉尘-自由基-细胞因子"是硅尘毒性作用的连锁反应,是肺纤维化的启动点。

五、CT 表现

(一)圆形小阴影

圆形小阴影是硅沉着病的典型影像学表现。高千伏胸部 X 线片常以 q、r 型为主;反之,则小阴影小、淡、稀疏,以 p 型为主。对前者,CT 扫描表现为弥漫性分布的高密度小结节影,边缘清楚、锐利,其显示率与高千伏胸部 X 线片相差不大。而对后者,高千伏胸部 X 线片往往显示模糊,不易确定。CT 扫描有明显的显示优势。表现为两肺野内弥漫性分布的粟粒样影,密度较淡而均匀。早期多以两中下肺野为主,随病变发展可逐渐布满全肺野。部分病例亦可先出现于两上肺野。密集度较低时小粟粒影常呈簇状分布。有时小阴影与血管断面区别有一定困难,鉴别要点:血管断面是由近而远逐级分支的,有时可见分叉,分布有一定规律,且边缘清晰锐利;而尘肺小阴影较淡而模糊,无分叉,稀疏时常呈簇状分布。高分辨CT显示更为清楚,与常规CT比较,尘肺小阴影的锐利度明显增加,但形态不一定呈圆形,也可呈星芒状。动态观察,随着硅沉着病病情发展,期别升高,肺气肿的加重,小阴影的密集度在下肺野逐渐稀疏,而上肺野逐渐密集,直至融合成为大阴影团块(图4-22)。

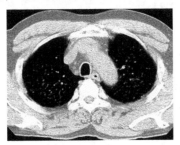

图 4-22　硅沉着病的圆形小阴影
双肺弥漫性高密度小结节影,边缘较模糊,密度较淡。无分叉

(二)不规则小阴影

其病理学基础是肺间质纤维化。病变早期常以 s 型小阴影最早出现,高千伏胸部 X 线片不易与紊乱的肺纹理鉴别,易发生误诊、错诊、漏诊。CT 扫描表现为肺小叶间隔增厚,HRCT 扫描显示明显优于常规 CT,观察应以 HRCT 扫描为主。表现:①与胸膜垂直或接近垂直的短线形影,多位于肺野外围,为小叶间隔增厚所致;其边缘多有毛糙、粗细不均,呈不规则状,有的呈结节或串珠状(图4-23)。②小叶内线影,起于胸膜下 1 cm 处呈分支状,但不与胸膜面接触,其形态基础是小叶内动脉及其伴行细支气管周围纤维组织增生。在肺外周出现多边形或分散紊乱的线状影,长短不一,在高分辨 CT 片上显示更为清楚。随病变发展,不规则小阴影增多,可交织成网状,线状影也逐渐变粗,可牵拉周围肺组织,若病变位于叶间裂附近,可使之移位(图4-24)。

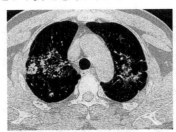

图 4-23　硅沉着病不规则阴影
双肺上叶多发不规则短条索状影,边缘毛糙,粗细不均,还有与胸膜垂直的短线

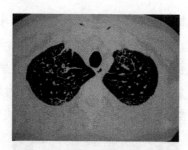

图 4-24 硅沉着病小叶内线

双肺上叶见散在圆形小阴影,还有不规则长短不一的短线

(三)大阴影和融合团块

应用 CT 扫描大阴影和融合团块并非单纯为了提高其检出率,一般都有明确的鉴别诊断目的和意义,一般有以下几种:①判定是否符合Ⅲ期标准;②与肿瘤鉴别;③观察是否合并肺结核;④观察是否有空洞。CT 扫描可准确测量病灶大小,因而可准确掌握Ⅲ期标准。典型的Ⅲ期硅沉着病融合团块多发生于两肺上叶后段或下叶背段,CT 扫描表现为形态不规则的软组织密度团块,边界清楚,边缘常可见周围可有较粗大的纤维条索影或粗毛刺,呈典型的伪足征改变。其周围常显示肺组织、支气管变形、牵拉移位,扭曲,甚至闭塞,且多伴有支气管扩张及瘢痕旁肺气肿;大阴影内可伴有或不伴钙化,一般双侧对称出现。少数可发生于中叶或单侧,形态呈类圆形,也可见相邻支气管阻断,酷似肺癌,须与肺癌鉴别。CT 增强扫描时,硅沉着病团块一般无强化,边缘有粗大毛刺,周围有瘢痕旁型肺气肿,其他肺野内可见尘肺小阴影背景。而肺癌肿块可见不规则强化,边缘可见分叶和细毛刺,且支气管有阻塞,常伴有阻塞性肺炎或阻塞性肺不张。硅沉着病团块因缺血坏死可出现空洞,但空洞内壁无结节样凹凸不平,此点与肺癌空洞明显不同。CT 扫描对肺结核的渗出性病灶的显示远较高千伏胸部 X 线片准确。硅沉着病团块边界较清楚,而肺结核的渗出性病灶边界模糊,容易区分(图 4-25)。

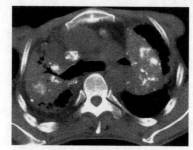

图 4-25 硅沉着病融合团块

双肺上叶见融合团块影,内有多发不规则钙化

(四)支气管扩张

硅沉着病患者因肺内弥漫性纤维化的牵拉而常发生支气管扩张,此种支气管扩张多呈柱状,CT扫描表现为肺野内条状透光影,或大于同级血管的小环形透光影,呈印戒征,常伴有支气管壁增厚,也可表现为支气管扭曲与并拢。有时可见支气管结石,呈不规则斑点状的高密度影。支气管扩张和支气管结石可能都是硅沉着病患者咯血的原因之一。

(五)淋巴结肿大及钙化

CT扫描对纵隔、肺门淋巴结的观察远优于高千伏胸部X线片。不论淋巴结钙化与否,均能显示,且能准确地分组。CT扫描观察硅沉着病患者的淋巴结肿大不仅限于肺门,且见纵隔内也可有多组淋巴结肿大。关于硅沉着病患者肺门淋巴结钙化,胸部X线片常以描述为蛋壳样钙化为最典型,但CT扫描观察下的蛋壳样钙化并非真正的蛋壳样,而是呈不规则小斑片或小斑点样钙化为多,也可见环形钙化(图4-26)。

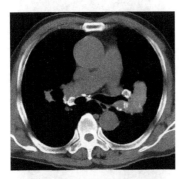

图4-26　硅沉着病淋巴结钙化

双肺上叶融合团块,纵隔肺门淋巴结钙化,部分为环状钙化

(六)胸膜增厚及钙化

CT对胸膜增厚、粘连及其范围的显示十分敏感,硅沉着病患者胸膜增厚、粘连发生率很高,且范围很广。早期最先常发生于肺底部和肺尖部,高千伏胸部X线片常不能发现,而CT扫描,尤其是HRCT扫描可清晰地显示。晚期可发生弥漫性胸膜增厚、粘连(图4-27)。

(七)肺纹理

硅沉着病患者由于肺间质纤维化,可导致肺纹理的一系列改变,CT扫描主要表现:①分布于肺外周部分的网状影,胸膜下2 cm范围内小血管3级以上分支明显增多。②胸膜下弧线影,为距胸膜1 cm以内长度>10 mm的与胸膜平行的线样影(图 4-28)。③与胸膜相连且与胸膜垂直的胸膜下短线、后者是位于肺组织深部的不规则线影(图 4-29)。

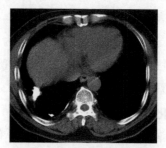

图 4-27　硅沉着病胸膜增厚

右下胸膜增厚伴钙化

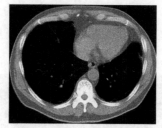

图 4-28　硅沉着病胸膜下线

双肺下叶靠近后胸膜处见弧形线样影

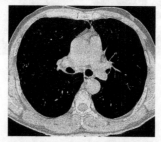

图 4-29　硅沉着病胸膜下短线影

右肺靠近胸膜处见散在与胸膜相连或垂直的短线影

(八)肺气肿

硅沉着病患者因肺间质纤维化而常发生肺气肿,CT 扫描能显示肺气肿的各种类型:①小叶中心型肺气肿,其特点是在肺野内出现散在分布的小圆形、无壁的低密度阴影。另外,还有多发的不规则低密度影,其内无明显的肺纹理。可见有环状不规则边缘区,直径为 2~10 mm。②全小叶型肺气肿,其特点是全小叶的破坏而形成的较大范围的低密度区,且大小和形态多不规则。病变区内血管纹理明显减少,形成弥漫性"简化"的肺结构。③瘢痕旁型肺气肿,见于邻接局部肺实质瘢痕处,多发于尘肺团块纤维灶旁(图 4-30)。

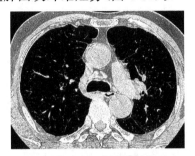

图 4-30　硅沉着病的肺气肿

六、鉴别诊断

(一)血行播散型肺结核

急性粟粒型肺结核:双肺粟粒状阴影常呈三均匀表现,分布均匀,密度均匀,大小均匀。肺尖常受累,结节可融合成片。

亚急性粟粒型肺结核:粟粒阴影大小不一,密度不一,分布不均。

上述两者均有典型的结核中毒症状,有时可见胸腔积液。痰涂片可查到抗酸杆菌,PPD 试验阳性。无粉尘职业接触史。与硅沉着病鉴别当无困难。

(二)特发性肺纤维化

病因不明,是一种肺泡壁的弥漫性机化性炎症,CT 扫描表现为磨玻璃样影和弥漫性小叶间隔增厚,病变以两中下肺野为重,尤其是高分辨 CT 片上的磨玻璃影与硅沉着病可资鉴别。

(三)结节病

结节病是一种原因未明的多系统非干酪肉芽肿性疾病,最常累及肺。CT 扫描表现为肺门及纵隔淋巴结肿大,伴或不伴肺内纤维化。其特点是肺内病灶形态大小不一,活动期可见磨玻璃影,HRCT 扫描显示更为清楚,经治疗后病灶变化快。纵隔、肺门淋巴结肿大较硅沉着病明显,但一般无钙化。

(四)肺含铁血黄素沉着症

肺含铁血黄素沉着症是由于长期反复肺毛细血管扩张、淤血和破裂出血,含铁血黄素沉着于肺组织所引起的异物反应,患者常有风湿性心脏病史。鉴别较容易。而特发性肺含铁血黄素沉着症则十分少见,应密切结合职业史。

(五)肺泡微石症

肺泡微石症表现为两肺弥漫性分布的钙质细粒,自上而下逐渐增多,以下后部最密,其密度较硅沉着病高,可多年无变化。常伴胸膜和心包膜的钙化。本病与家族遗传有关。

(六)肺癌

硅沉着病团块常为双侧对称性,多发生于上肺野,形态不规则,边缘有粗大毛刺;肿块周围可见瘢痕旁型肺气肿,双侧肺野内可见尘肺小阴影的背景。增强扫描后硅沉着病团块一般无强化,纵隔、肺门淋巴结多普遍肿大,常伴有钙化,但无淋巴结融合坏死。肺癌多为单侧,即使为罕见的双侧肺癌,也无对称性,形态多为分叶状类圆形,边缘为细毛刺,周围常有阻塞性肺炎或肺不张,增强扫描后有不规则强化,纵隔、肺门淋巴结为不对称肿大,可融合成团并出现坏死。

第五章

循环系统疾病的CT诊断

第一节 心肌病的CT诊断

一、概述

心肌病是指一大组性质不同的累及心肌的疾病。以前曾概括为原发性和继发性心肌病两大类:1958年Mattingly提出原发性心肌病这个概念,指原因不明,非继发于全身疾病或其他器官、系统疾病的心肌损害;而继发性心肌病,则泛指已知原因的或与其他系统疾病有关的各种心肌疾病,如冠状动脉疾病、风湿性心脏病、高血压性心脏病造成的心肌损害等。1983年,世界卫生组织(WHO)心肌病专家委员会把心肌病的概念简化并定义为"原因不明的心肌疾病"。2006年,美国心脏协会(AHA)阐述了心肌病的概念,即心肌病是由多种心肌疾病组成的一组疾病。这些疾病具有机械功能和(或)电功能障碍,表现为由多种原因(经常为基因异常)引起的心室肥厚或扩张。心肌病的病变可以局限于心脏或者是全身系统性疾病的一部分,这通常导致心源性死亡或进展性心力衰竭相关的体力受限。

心肌病在世界各地的发病情况,迄今缺乏确切的资料。从目前不完全的统计数据可知,它已成为人类面临的最常见的心脏病之一。如今心肌病的相对发病率仅次于风湿性心瓣膜病、冠状动脉粥样硬化性心脏病(简称冠心病)和先天性心脏病,居第四位。

心肌病的病因与发病机制至今未明。1961年,Goodwin从病理生理学角度将心肌病分为充血性、肥厚性、闭塞性和限制性等类型。1980年,WHO专题小组以Goodwin的分类为基础,将心肌病分为:①扩张型心肌病;②肥厚型心肌病;③限制型心肌病。1995 年,WHO 心肌病专家小组将原发性心肌病分为扩张型心肌病、肥厚型心肌病、限制型心肌病和致心律失常型右室发育不良。

2006 年,新的心肌病分型框架充分考虑了心血管疾病分子生物学的进展,为该领域的研究提供了较高的清晰度,有直接的临床应用价值,并且有利于心脏病的诊断。新的分型主要根据受累器官的不同,把心肌病分为两个主要的类型:原发性心肌病(遗传性、混合型和获得型)是那些病变仅仅见于心肌或者主要局限于心肌的心肌病;继发性心肌病是由多种多系统紊乱累及心脏所导致的心肌病。新定义更加强调疾病的基因和分子起源。该定义基本上依据当前的分子生物学发现,考虑到了基因突变和结构蛋白质分子水平的变化。但是在当前完全依赖于基因学提出一个定义和分型可能是不成熟的,因为心肌病的分子基因学并没有发展到成熟阶段,许多更加复杂的基因型-临床型联系仍有待于发现。鉴于目前影像学的发展仍以形态学研究为主,故本节仍采用形态学加病因学进行分类。

(一)心肌病 MDCT 检查方法

1.冠状动脉平扫

冠状动脉平扫是一个可选择程序,心电门控采像(80%R-R 间期),扫描层面从气管隆嵴下至心尖层面。观察冠状动脉有无钙化性斑块,为鉴别诊断提供信息。

2.心电门控扫描

心电门控扫描包括前瞻性或回顾性心电图门控。横断图像是诊断基础,用以观察心肌情况、室壁厚度、心腔形态及大小。回顾性心电门控扫描,可以观察多个期相,并且重建心脏电影序列,有利于观察心脏运动及心功能测定。前瞻性门控往往只能观察一个期相,了解心肌病变受一定限制。

观察分析内容包括冠状动脉情况、心室壁及心肌、心腔结构及重建心脏电影。

不同层面、不同体位观察各房室结构、运动功能及室壁收缩期增厚率;采用标准体位测定心功能。

(二)重建图像

对心肌病的诊断通常有以下重建技术。

1.横断图像

横断图像是诊断的基础,用以分析心室壁心肌及心腔。回顾性心电门控扫描数据采集,多时相重建,使得多种重建技术可以实现,有助于诊断。

2.多层重组

采用不同层面、不同体位做心脏二腔心、四腔心重建,以利于观察感兴趣心室壁、心腔、心脏各房室结构及心尖部、左室流出道及二尖瓣、主动脉瓣等结构。收缩末期与舒张末期标准长轴位或短轴位重建做心功能测定。

3.心脏电影

回顾性心电门控扫描连续数据采集,不同层面、不同体位多时相重建感兴趣心腔,通过电影回放的形式来观察心脏的运动情况。做心功能测定。

4.容积再现(VR)

可以直观立体观察心脏整体。冠状动脉重建有利于鉴别诊断。

二、扩张型心肌病

扩张型心肌病(dilated cardiomyopathy,DCM)亦称充血性心肌病,是心肌病中最常见的类型。其基本特点是一侧或双侧心室扩张及收缩功能受损为特征,泵功能衰竭,临床常表现为进行性充血性心力衰竭。是一种常见的基本不可逆的心肌疾病。个别患者的突出表现是收缩功能不全,而左心室仅为轻度扩张。通常依靠超声心动图、MRI诊断,其患病率约为1∶2 500,是心力衰竭的第三病因和心脏移植最常见的病因。

(一)临床知识

1.病因及发病机制

扩张型心肌病的可疑致病因素有感染、营养缺乏、乙醇中毒、妊娠、遗传、自身免疫及代谢障碍等。目前支持病毒感染-自身免疫假说的论据较充分。散发的DCM可由原发和继发的原因所引起,最常见的是感染病毒(柯萨奇病毒、腺病毒、小DNA病毒和HIV)、细菌、立克次体和寄生虫等。其他原因包括毒素;长期过量饮酒;化学药物治疗(蒽环类抗生素);重金属和其他复合物(钴、铅、汞和砷);自身免疫性疾病;系统性紊乱;嗜铬细胞瘤;神经肌肉紊乱(如杜兴肌营养不良、贝克肌营养不良和埃默里-德莱弗斯肌营养不良);线粒体病;代谢性酸中毒;内分泌紊乱及营养失调(如肉毒碱缺乏、硒缺乏等)。

20%~35%的DCM患者是家族性发病,其与20个以上的基因和位点相关。DCM的主要遗传模式为常染色体显性遗传,还有少见的X染色体隐性遗传和线粒体遗传。常染色体遗传的几个基因也与肥厚型心肌病的发病相关,包括肌动蛋白,原肌球蛋白,肌钙蛋白T、I、C、B和肌球蛋白重链及肌球蛋白结合蛋白C。Z-disc蛋白(包括肌肉LIM蛋白、Ot-辅肌动蛋白-2、ZASP和肌膜蛋白)编码基因的改变也与该病相关。编码细胞骨肌膜、核被膜、肌节和转录共激活蛋白的基因的突变也可以导致 DCM。其中最常见的可能是传导系统疾病相关的核纤层蛋白A/C基因。emerin基因异常也可导致相似的临床表现。其他的致DCM基因还包括结蛋白基因、陷窝蛋白基因、β-肌糖蛋白基因和线粒体呼吸链基因等。

2.扩张型心肌病病理

扩张型心肌病左右心室均有明显扩张,心肌通常普遍变薄,心尖部变厚。左心室乳头肌扁平,肉柱呈多层交织状,隐窝深陷,常嵌有附壁血栓。附壁血栓机化可使心内膜轻度弥漫性增厚或不规则的斑块状增厚,二尖瓣可有相对关闭不全,冠状动脉常常正常。镜下,心肌纤维呈不均匀性肥大,排列规则;心肌细胞常发生空泡变、小灶状液化性肌溶解、散在小坏死灶或瘢痕灶等非特异性退行性改变,心肌间质呈纤维化。

3.临床表现

扩张型心肌病发生于任何年龄,多见于35岁以上的成年人,男性多于女性,男女之比一般是2:1。最常见的症状是活动后气急,严重时出现阵发性夜间呼吸困难、乏力、咳嗽、心悸及胸闷等症状,心力衰竭时心脏增大,上述症状加重。二尖瓣相对关闭不全时,心尖部可闻及收缩期杂音。X线检查可见左心室扩大或心脏普遍增大,心脏搏动减弱。心电图为心室肥大、心肌劳损和心律失常、期前收缩、心房颤动和室内传导阻滞等。超声心动图、MRI扫描显示左室腔或各心室腔扩大,左心室壁运动减弱。此病猝死者所占比重很大,文献报道猝死率可高达50%。心脏显著扩大或出现顽固性心力衰竭者往往预后不佳。

(二)横断图像

横断图像是诊断基础(图5-1)。

1.冠状动脉平扫

观察冠状动脉钙化灶情况,有助于冠心病与心肌病鉴别诊断。若冠状动脉无钙化灶,有助于心肌病的诊断。平扫(肺窗)同时观察肺淤血的情况,评价左心功能。

2.心电门控增强扫描

(1)心腔改变:各层面显示心脏舒张末期心室腔扩大,多以左心室为著;心房增大,多提示有房室瓣相对性关闭不全和(或)心功能不全存在。

(2)心肌改变:各部心肌厚度普遍变薄或大致正常,心肌染色可以正常、浅淡或小灶性低密度。心室壁收缩期增厚率降低、运动减弱。

(3)心脏功能改变:心脏收缩期和舒张期心室容积变化不大,收缩力明显减弱,反映泵功能衰竭。心功能分析心室舒张末容积明显增大(甚至>200 mL),每搏输出量降低,射血分数(EF值)明显降低。长轴位观察二尖瓣及主动脉瓣结构,运动正常。

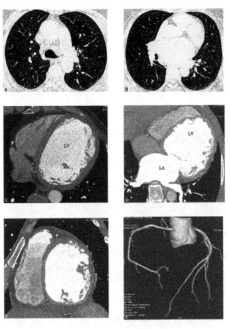

图 5-1 扩张型心肌病

A、B.横断图像示两肺透过度降低,渗出性改变,为肺淤血;C、D.横断图像示左心室腔明显增大,室壁变薄;E.多层重组示左心室明显增大,心肌普遍变薄,游离壁肌小梁细密,左房增大;F.三维重建:冠状动脉正常。MDCT扫描诊断左心受累疾病,扩张型心肌病,左心功能不全

(4)冠状动脉正常。

(三)多层重组

不同角度多层重组心腔,观察到心腔扩大、心室壁变薄。主要为左心室扩大、左心房扩大,反映左心功能衰竭。

1.心脏电影

回顾性心电门控采像,可以实现按运动周期的连续动态观察。多采用心脏长轴位、短轴位,观察各房室结构及心室壁运动情况。扩张型心肌病多表现为左心室扩大,运动功能普遍性减弱。

2.容积再现

心脏整体三维重建对诊断意义有限,冠状动脉重建有一定价值。

三、肥厚型心肌病

(一)临床知识

1.基本概念

肥厚型心肌病(hypertrophic cardiomyopathy,HCM)是指左心室壁在排除其他可以引起室壁增厚的系统性疾病和心脏疾病的基础上的肥厚而非扩张的状态。HCM 最具特征性的病理生理学异常是舒张功能不正常,而不是收缩功能不全。尽管左心室收缩功能呈典型的高动力性,但这种舒张期弛缓异常仍可引起左心室舒张末压升高,从而导致肺淤血和呼吸困难,后者乃是 HCM 最常见的症状。特别是室间隔心肌异常肥厚,造成心室舒张期顺应性降低,收缩期则可发生流出道梗阻。

2.病因及发病机制

本病散发于世界各地,可能是最常见的心肌病,超声所能诊断的发病率为1：500。肥厚型心肌病可发生于任何年龄,以 20~40 岁者居多,男多于女;本病可呈家族性发病,近来文献认为 60% 的病例为家族性。来自于美国的数据表明,HCM 是导致青年人发生心源性猝死的最常见病因,还是致心功能衰竭的常见基础疾病。

当前已发现 11 个编码肌节收缩蛋白的基因异常与 HCM 的发病相关。其中最常见的是 β-肌球蛋白重链(最先被发现)和肌球蛋白结合蛋白 c。另外的 9 个基因仅与较少的 HCM 患者的发病相关,这包括肌钙蛋白 T 和 I、肌球蛋白必需轻链和肌球蛋白调节轻链、肌联蛋白、原肌球蛋白、Ot-肌动蛋白、Ot-肌球蛋白重链和肌肉 LIM 蛋白。迄今为止,已发现了 400 余个 HCM 相关的收缩蛋白基因突变位点。其中最常见的是错义突变,此外,还有插入、缺失和剪切位点突变。基因改变、调节基因的影响和环境因素导致了HCM 表现型的多样性。

尚有些非肌节蛋白基因的改变也可以导致左心室肥厚,其临床表现类似于肌节蛋白性 HCM,如 *PRKAG2*、*LAMP-2* 和 *PTPN*-11 基因。由此类蛋白基因引起的疾病包括线粒体性心肌病、代谢性心肌病和浸润性心肌病。在老年人中,许多系统性疾病与心肌病的肥厚型相关联,这包括弗里德赖希共济失调、嗜铬细胞瘤、神经纤维瘤病、着色斑病和结节性硬化症。

3.病理学改变

肉眼所见:基本特点是左心室壁异常肥厚和心腔变形以致狭小;肥厚通常是非对称性,即最厚处在室间隔中上部,个别也可靠近心尖。肥厚可以自室间隔向左心室前、侧或后壁扩展,可伴有乳头肌肥大,心脏重量在 500 g 以上,心肌肥厚处常有不同程度的纤维化。

镜下所见:特征性改变是心肌广泛的纤维异常粗大和走行方向紊乱,形成特征性的螺涡样构型。心肌细胞核增大,形状不整,深染色。除了肌纤维的排列紊乱、交错,小肌束的走向紊乱也十分明显。另外,间质性或替代性心肌纤维化及冠状动脉管壁增厚、平滑肌增生和内膜纤维化也常见;冠状动脉的病变认为是继发改变,而非动脉粥样硬化所致。

4.临床表现

本病可无自觉症状,出现症状、体征主要与左心室流出道梗阻和舒张期顺应性降低有关。肥厚程度与年龄之间呈相反的关系。左心室流出道梗阻,可引起脑部供血不足,而致活动后头晕或晕厥;再加上心肌过度肥厚,耗氧量增加,可出现心绞痛。左心室顺应性降低,导致左心室舒张末压升高和左心房压力升高,引起肺循环淤血,致活动后气急,严重者有呼吸困难。心电图检查可出现病理Q 波。X 线平片可正常,晚期可显示为左心室及左心房扩大。超声心动图可明确显示室间隔非对称性肥厚和二尖瓣前瓣的收缩期前向运动,收缩期 CD 段不是一个缓慢上升的平段,而出现一个向上(向室间隔方向)突起的异常波形,此波在心电图 R 波之后,第 1、第 2 心音之间。为二尖瓣前瓣运动异常表现,易造成左心室流出道狭窄。

5.分类

肥厚型心肌病可分为均匀性(普遍性)、对称性肥厚型和局限型非对称性肥厚型,后者由于心肌肥厚分布不均,又可分为以室间隔心肌肥厚为主和心室其他部位某些节段心肌肥厚为主(如心尖肥厚型)。按血流动力学分类,根据左心室流出道是否存在收缩期压力阶差,将肥厚型心肌病分为梗阻型和非梗阻型。以主动脉瓣下的室间隔肥厚最为明显,出现左心室流出道梗阻者称为特发性肥厚型主动脉瓣下狭窄。

(1)对称性肥厚型心肌病:表现为左心室对称肥厚、室间隔和游离壁均等受累。这种变异型偶尔可见与遗传传递的和散发的 HCM 患者。某些高强度训练的运动员的生理性肥厚即左室壁厚度可达到 16 mm(正常<12 mm)。

(2)非对称性肥厚型心肌病:以室间隔肥厚为主,室间隔与左心室游离壁厚度之比在 1.3 以上。肥厚心肌将左心腔分为左心室心尖部高压区和主动脉瓣下低压区。两者形成压力阶差。分为两类:致左室流出道梗阻者,称为肥厚型梗阻性心肌病;不伴有流出道梗阻者,称为肥厚型非梗阻性心肌病。

(3)心尖肥厚型心肌病(apical hypertrophic cardiomyopathy,APH):不常伴有左心室流出道动力性梗阻和压力阶差,肥厚部位主要累及左心室乳头肌水平以下心室游离壁及下 1/3 室间隔,右室受累少见,好发于中老年男性,症状轻微,病程一般呈良性过程。APH 96.7% 发生于男性,临床表现主要为心悸及胸闷。心电图特点如下。①T 波异常倒置:主要见于胸前导联,尤其 $V_3 \sim V_5$ 导联,呈对称性倒置,且多为 $TV_4 \geqslant RV_5 > TV_3$;②左心室高电压:胸前导联 QRS 波群高电压,$RV_5 > 2.7$ mV,$RV_5 + SV_1 \geqslant 3.5$ mV,亦可见 $RV_4 \geqslant RV_5 > RV_3$ 规律;③ST 段改变:大多伴有胸导联或肢导联 ST 段水平或下斜型压低,范围在 $0.05 \sim 0.30$ mV。APH 诊断需依靠综合判断,对于无症状或出现胸痛、心悸等表现的患者,ECG 胸导联出现深而倒置的 T 波、左心室高电压等异常改变时,尤其 40 岁以上的中年男性患者,应考虑该病的可能。

(二)横断图像

(1)心肌与室壁厚度:以舒张期图像为诊断基础。肥厚型心肌病以累及室间隔及其相邻左心室前、侧壁为常见,很少累及左心室后侧及下壁。病变部位心肌显著异常肥厚,绝对值超过 15 mm,常常可达 $20 \sim 30$ mm。非对称性室间隔肥厚通常以室间隔厚度与左室后壁厚度比值 $\geqslant 1.3$ 作为诊断依据,其敏感性、特异性分别可达 91% 和 56%;如标准定为 $\geqslant 1.5$,则敏感性降到 79%,而特异性提高到 94%。室间隔明显肥厚时,可引起左心室流出道的狭窄,甚或引起右心室体部及流出道下部的压迫移位,左心室腔内乳头肌也可表现为异常肥大。心肌染色不均匀,可以存在小灶性低密度灶。

(2)心腔变形:舒张期及收缩期联合分析。①对称性肥厚型心肌病表现为心腔对称性缩小。②非对称性肥厚型心肌病心腔典型征象为沙钟样改变(图 5-2)。③心尖肥厚型心肌病左心室腔可呈铲刀样改变(图 5-3)。

由于心肌肥厚不规则,包括肥大的乳头肌,造成不规则充盈缺损,心腔变形呈多样性。

(3)合并室壁瘤:可见室壁局限性膨出,收缩期为著,连续动态观察显示局部呈矛盾运动(图 5-4)。

(4)室间隔非对称性肥厚凸向右心室或称右心室型肥厚型心肌病,出现右心室流出道狭窄。

(三)多层重组

对观察受累及心腔室壁厚度、心腔变形有重要意义。以长轴位或短轴位价值较大。

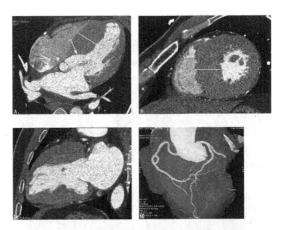

图 5-2　非对称性(梗阻型)肥厚型心肌病

A.横断图像;BC.多层重组,示室间隔异常肥厚,造成左室流出道狭窄(↑);D.容积再现冠状动脉正常

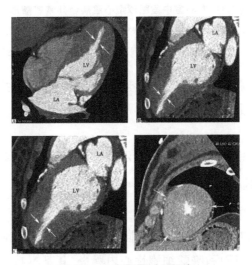

图 5-3　心尖肥厚型心肌病

A～D.多层重组,显示心尖部心肌高度肥厚,心尖缩小变形呈"铲状"(↑)

(四)心脏电影

回顾性心电门控扫描,可以实现按运动周期的连续动态观察,做心功能评价。多采用心脏长轴位,以利于观察各房室结构及心室运动情况。心脏整体动态观察呈运动功能增强表现,心肌肥厚处顺应性下降,心肌增厚率降低,节段分析显示病变心肌运动功能降低,未受累心肌则可代偿增强。左前斜位可以观察到二尖瓣前叶于收缩期可向室间隔方向摆动,左心室流出道呈漏斗状狭窄;继发二尖瓣关闭不全,左心房有一定程度增大。

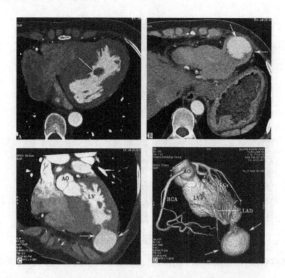

图 5-4　左心室中段肥厚型心肌病合并室壁瘤形成

AB.横断图像示室间隔肥厚,心尖部室壁瘤形成(↑);C.多层重组,显示心尖部室壁
变薄,呈囊袋状,室壁瘤形成;D.容积再现,心尖部室壁瘤形成(↑),冠状动脉正常

心脏功能软件测得左心室收缩期容积、舒张期容积、每搏输出量及左心室射血分数,进而测得心肌重量。

(五)容积再现

心脏增大;左心室三维重建可以显示心室腔变形;冠状动脉正常或增粗。

四、限制型心肌病

(一)临床知识

限制型心肌病和闭塞性心肌病是同义语,专指心内膜心肌纤维化(endom-yocardial fibrosis,EMF)和嗜酸细胞性心内膜炎,其基本特点是一侧或两侧心室内膜及最内层心肌广泛纤维化并有附壁血栓形成,致使室壁僵硬和心腔部分被填塞。EMF 是主要侵犯儿童和年轻人的疾病,发病年龄在 10～30 岁,无明显性别差异。以舒张功能异常为特征,心室壁僵硬,以至于妨碍了心室充盈。

原发性限制型非肥厚型心肌病:是一种少见的可以致心力衰竭的心肌疾病,其特征为双室腔正常或者减小、双房扩大、左室壁厚度和主动脉瓣正常,心室充盈受损而收缩功能正常或者接近正常。关于该病的散发和家族系发病均有过报道。曾有报道,肌钙蛋白 I 基因异常可以同时导致限制型心肌病和 HCM。

1.病因及发病机制

病因不清,提出的假说有营养缺乏、中毒、病毒感染、丝虫感染、自身免疫与变态反应等。感染-变态反应引起的可能性较大。有些学者认为,嗜酸性细胞增多,并释放阳离子蛋白,对心肌细胞浆膜及丙酮酸脱氢酶、二酮戊二酸脱氢酶有毒性作用,并可促进凝血和血栓形成,从而造成心肌心内膜损害。

2.病理

肉眼所见:病变以右心室受累常见,但左心室往往同时受累,只是病变程度不同。右心室的内膜纤维化主要位于右心室心尖,沿流出道向上蔓延,可波及内膜的大部分,增厚的心内膜达 2～3 mm,甚至达 10 mm,表面附着血栓,使心腔闭塞;乳头肌发生纤维化,腱索缩短、变粗,引起三尖瓣关闭不全;右心房常显著扩大,肺动脉圆锥也可扩张,心包腔可有积液。

镜下所见:内膜纤维化病变,表面覆盖着陈旧、均质化的附壁血栓,其下可分为三层。①表层:为致密、玻璃体样变的陈旧结缔组织;②中层:为较疏松的纤维组织,可见少量巨噬细胞、淋巴细胞和浆细胞;③深层:结缔组织疏松,含较多的小血管,并有淋巴、单核细胞浸润,如同通常的肉芽组织。

3.临床表现

EMF 的心脏体征取决于病变主要侵犯哪一侧心室和瓣膜;如主要累及左心室时,则表现为左心衰及肺循环高压,出现气急、端坐呼吸及夜间呼吸困难等,累及二尖瓣引起关闭不全,则可听到心尖部收缩期杂音;若病变主要侵及右心室,临床表现酷似缩窄性心包炎,即有静脉压升高、肝大、腹水、颈静脉怒张及三尖瓣关闭不全等。

心电图检查可见各种房性或交界性心律失常、束支传导阻滞及 ST-T 改变等。X线检查左心病变为主者,可见明显的肺淤血,心影大小正常或稍增大;以右心病变为主者,肺野清晰,因心包积液和右心房显著扩大而心影增大,上腔静脉影增宽;心导管检查可发现受累心室舒张末压升高、腔静脉压升高;心血管造影以右心室为著者,可见右心室心腔部分闭塞、流出道扩张、右心房扩大及三尖瓣反流等。EMF 为一慢性进行性疾病,多数患者最后死于心力衰竭,少数患者死于栓塞。

(二)横断图像

横断图像详见图 5-5。

1.冠状动脉平扫

冠状动脉无钙化灶,心包无增厚及钙化等。心脏形态可不规则,心房扩大,上下腔静脉扩张等;偶可发现心包积液和胸腔积液等。

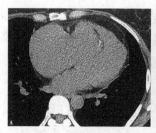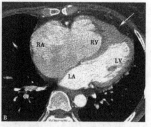

图 5-5 限制型心肌病(右室型),横断图像

A.平扫,示心肌密度不均,少量钙化灶;B.增强扫描右心室心尖部心内膜增厚,流

入道短缩、变形(↑);右心房增大。CT诊断:限制型心肌病(右心室型)

2.心电门控增强扫描

(1)心腔变形:可清晰显示心肌及心腔解剖结构。EMF 显示为心室腔不规则。心肌染色不均匀,散在低密度灶。

右室型:EMF 多累及右心室,可有心内膜增厚及附壁血栓而使右心室心尖部(流入道)闭塞,乳头肌粗大。

左室型:EMF 可以累及左心室,同样表现为心尖部(流入道)变形、闭塞。

双室型:EMF 同时累及左、右心室,表现为双侧心室心尖部(流入道)变形、闭塞。累及多不均衡,以累及右心室为著。

(2)心房增大:由于限制型心肌病主要累及心室,心室舒张受限,所以心房增大显著。左、右心房增大与分型相一致。以右心房增大为著且多见。继发二、三尖瓣关闭不全,致使左、右心房增大。

(3)上下腔静脉扩张,反映右心舒张功能衰竭。

(4)可并存不同程度心包和(或)胸腔积液。心包结构正常,无心包增厚、钙化及粘连等征象,利于与缩窄性心包炎鉴别。

(三)多层重组(MPR)

不同层厚、不同角度可以显示心室腔变形、心尖闭塞、心房扩大和上下腔静脉增宽。

(四)心脏电影

回顾性心电门控扫描,可以实现按运动周期的连续动态观察,做心功能评价。多采用心脏长轴位,以利于观察各房室结构。心肌顺应性下降,收缩和舒张功能均受到限制,心脏运动明显减弱。心功能分析提示心室舒张末容积减小,每搏出量减少,射血分数降低,心肌收缩期增厚率降低。继发二、三尖瓣关闭不全,左、右心房增大。

(五)容积再现

整体心脏三维重建不能提供更多信息,冠状动脉重建有一定意义,多为正常。

第二节　肺血管病与肺动脉高压的CT诊断

一、肺血管病基本知识

(一)肺血管病定义

肺血管结构和(或)功能异常引起的局部或整体肺循环障碍。

肺血管病包括肺动脉、肺静脉及肺小血管疾病。病原性质包括先天性和获得性。

(二)肺血管病分类

影像学参考病理学与临床分类法,提出如下分类。

1.肺动脉疾病

(1)先天性肺动脉疾病:肺动脉狭窄、肺动脉闭锁、肺动脉发育不全、肺动脉起源异常、迷走肺动脉、肺动-静脉瘘、特发性肺动脉扩张及肺动脉瘤等。

(2)获得性肺动脉疾病包括如下几种疾病。

1)肺动脉栓塞症。

2)肺动脉炎。①累及大血管的血管炎:巨细胞动脉炎、大动脉炎、白塞病;②累及中等血管的血管炎:韦氏肉芽肿、高嗜酸性粒细胞血症、坏死性血管炎;③累及小血管的血管炎:致丛性病变、免疫系统疾病、系统性疾病、结缔组织病。

3)感染性:①纵隔炎(特异性/非特异性)累及肺动脉;②肺部感染(特异性/非特异性)累及肺动脉。

4)肿瘤性:①原发性肺动脉肿瘤;②肺/纵隔肿瘤累及肺动脉。

5)胸肺疾病:慢性阻塞性肺疾病、胸廓畸形、肺间质纤维化及肺动脉高压等。

6)心源性:先天性心脏病、心脏瓣膜病等器质性心脏病,肺动、静脉高压。

7)肺动脉瘤:原发性、继发性。

8)肺动脉夹层:特发性、继发性。

(3)其他:如肝硬化、遗传性出血性毛细血管扩张症、外伤性体动静脉瘘等。

2.肺静脉疾病

(1)先天性肺静脉疾病:肺静脉狭窄、闭锁,肺静脉瘤,肺静脉畸形引流。

(2)获得性肺静脉疾病:肺静脉狭窄(射频治疗术后)。

(3)原因不明的肺静脉或毛细血管病变:肺静脉闭塞症(pulmonary veno-oc-clusive disease,PVOD)、肺毛细血管瘤(pulmonary capillary hemangiomatosis,PCH)。

二、肺动脉高压基本知识

指静息状态下肺动脉平均压≥3.3 kPa(25 mmHg),或运动状态下肺动脉平均压≥4.0 kPa(30 mmHg),是多种疾病共有的肺动脉血流动力学异常综合征。其临床特征为右心室后负荷增加,严重者可因右心衰竭而死亡。PAH 是严重的、预后差的慢性肺循环疾病,是常见的心血管疾病。PAH 发病率尚不清楚,在美国和欧洲国家估计为 2/10 000;在德国每年新增 200~400 例,其中半数是原因不明的 PAH。

三、影像学在肺血管病及肺动脉高压诊断应用价值

(一)影像学检查目的

(1)确诊或提示肺血管病(包括肺栓塞)和(或)肺动脉高压的存在。

(2)确定或提示肺动脉高压的病理学基础或原发病。

(3)提供进一步诊断与治疗的信息。

(二)影像学诊断可提供肺血管病及肺动脉高压的病理学基础

(1)影像学可以提供肺血管病有关病理学基础或相关信息。

(2)影像学可以提供肺动脉高压形成相关病理学基础或信息,如常见病因如下。

1)肺动脉血流增加:①左向右分流的先天性心脏病:如房、室间隔缺损,动脉导管未闭等;②后天获得性心内分流:如主动脉窦瘤破裂、室间隔穿孔等。

2)右心排血量增加:如体循环动静脉瘘、肺动静脉瘘等。

3)肺血管病:造成肺动脉阻力增加导致肺动脉高压。①先天性肺动脉发育异常:如一侧肺动脉缺如、肺动脉主干和(或)分支狭窄;②获得性肺血管病:常见的肺动脉栓塞症、肺动脉炎等。

4）胸肺疾病：如慢性阻塞性肺疾病、肺间质纤维化等。

5）特发性肺动脉高压。

6）肺静脉压增高：①肺静脉阻塞病、先天性或获得性肺静脉狭窄；②左心功能不全、二尖瓣病变等所致肺循环高压亦可引起肺动脉高压。

(三)肺血管病与肺动脉高压影像学诊断检查的合理应用

在临床诊断中，无创性影像学检查包括 X 线平片、超声心动图、核素检查、CT 扫描及 MRI 扫描，在众多方法中应根据实际情况优选应用。其中 X 线平片不可或缺，可以对整体概念提供初步信息。CT 扫描及 MRI 扫描特别是 CTA 扫描可以显示肺血管腔，根据病变特点做出确切的定位及定性诊断，为复杂病例鉴别诊断提出更多的信息，为病因学诊断做出充分判断。

有创性肺动脉造影仅是在疑难病例的鉴别诊断应用中提供依据，对肺血管疾病疑难病例诊断与鉴别诊断有重要价值。右心导管检查可直接测量肺动脉压，评价肺动脉高压程度。

影像学在肺血管疾病及肺动脉高压诊断起到重要作用（包括超声心动图和核素检查），诊断方法选择应该从临床应用实际出发，由简入繁，由无创到有创；对于复杂病例，对于 CT 结果与临床有矛盾时，进行综合影像学检查，用以保证诊断的正确及医疗资源的合理应用。

四、CT 检查方法

(一)肺动脉检查方法

1.扫描的范围

扫描的范围从肺尖到膈肌。

2.主要参数

以 64 排 VCT 做螺旋扫描为例，增强扫描参数设定：电压 120 kV，电流 400～600 mA，机架转速 0.35 秒/圈，螺距为 0.984，准直器宽度为 2.5 mm，重建层厚 0.625 mm，视野(FOV)为 25 cm，矩阵 512×512。

3.扫描

采用的对比剂跟踪技术，监测层面设定在上腔静脉入右心房的层面，ROI 定为上腔静脉，触发阈值定义为 50 Hu。

4.对比剂

对比剂浓度 370 mg/mL，采用单筒高压注射器团注，流率为 4.0～5.0 mL/s，对比剂总量为 70～90 mL。

5.采用双期扫描

当 ROI 的 CT 值超过阈值时启动增强扫描程序。实行双期扫描,一期为肺动脉期,二期为主动脉期,双期扫描范围一致。双期扫描的意义如下。

(1)充分保证了对比剂团注时间与肺动脉 CT 数据采集时间的吻合。

(2)主动脉期可以兼顾观察左心系统的病变。

(3)是肺动脉高压和(或)右心功能不全循环时延长者的一种弥补措施。

(4)多期观察可以辨别对比剂充盈不均造成的假象。

(5)有利于对肺灌注的评价。

6.其他检查方法在肺动脉检查中的应用

(1)心电门控螺旋扫描检查肺动脉的特点为小螺距扫描,成像细腻,最大的优点在于消除了心脏搏动伪影,肺动脉细小末端分支显示清楚;但受患者心率影响大,扫描时间长,特别是大大增加患者所受辐射剂量。

(2)双源 CT 双能肺动脉成像的特点为通过两种能量状态下对肺组织内碘对比剂的分布情况进行分析,从而可以显示肺组织的血流灌注状态,可以提供全肺的形态学和功能学的双重信息。但是低管电压图像噪声高不能合适地区分钙化和碘剂,并且对比剂在低管电压时线束硬化伪影大,狭窄的小血管造成的部分容积效应这些问题都需要注意。目前,能谱成像的开发,有助于实现肺灌注功能检查。

7.CT 肺动脉造影(CTPA)影响因素

(1)心功能:受检患者心功能直接影响检查效果,要特别加以注意。正常心功能的患者肺动脉循环时间为 10~14 秒,而对于右心功能衰竭的患者,由于循环时间变长,则应当适当延长注药时间,如 5~8 秒或更长,以使对比剂团注时间和 CT 图像采集时间窗相吻合。提高对比剂的注射流率,增加肺动脉血管腔内碘的浓度,可以提高检查成功率。

(2)肺动脉高压:引起肺动脉高压的病因很多,但是造成肺循环的后果是相似的。肺动脉高压时肺循环时间延长,右心排血受限。检查中掌握不好时机,会影响 CTPA 成功率及图像质量。

(3)三尖瓣病变(关闭不全):影响右心排血量,循环时间延长,对比剂浓度被稀释,大大降低 CTPA 成功率及图像质量。

(二)CT 肺静脉检查方法

MDCT 检查用于左心房-肺静脉检查,可以明确左心房(包括左心耳)和肺静脉的解剖。临床用以评估左心房大小,检出左心耳部血栓,明确肺静脉大小及解剖变异,以指导诊断及心房纤颤的消融治疗,具有重要意义。

1.扫描的范围

从主动脉弓上水平到心脏膈面。

2.主要参数

以 64 排 VCT 为例,增强扫描参数设定:电压 120 kV,电流 400～600 mA,机架转速0.35 秒/圈,螺距为 0.984,准直器宽度为 2.5 mm,重建层厚 0.625 mm,视野(FOV)为 25 cm,矩阵 512×512。采用的是智能监测跟踪技术。

3.扫描

扫描采用智能对比剂跟踪技术,监测层面设定在左房的层面,ROI 定为左心房,触发阈值定义为 50 Hu。

4.对比剂

对比剂浓度 370 mg/mL,采用单筒高压注射器团注,流率为 4.0～5.0 mL/s,对比剂总量为 70～90 mL。

5.采用双期扫描

当 ROI 的 CT 值超过阈值时启动增强扫描程序,实行双期扫描。第一期扫描得到一个完整的左心房-肺静脉成像检查,第二期的目的是观察左房耳部。由于行左心房 CT 检查的患者大多有心房纤颤,左心耳部容易形成湍流发生对比剂充盈延迟或不均充盈,造成误诊或漏诊,第二期扫描可以保证左房耳部充盈充分,确定诊断。

6.回顾性心电控扫描的应用

如果患者在扫描期间没有心房颤动,可以采用心电门控技术。消除了心脏的搏动伪影,可以对患者的左心房进行功能分析。采集一个全期相的左心房,可以分析在收缩期和舒张期,以及其他期相患者左心房的变化情况。扫描方法可以参照冠状动脉扫描的方法。但是心电门控技术对患者心率要求比较高,并且由于是小螺距过采集技术,患者所受的辐射剂量大大增加。

7.CT 肺静脉造影影响因素

(1)心功能:受检患者心功能直接影响检查效果。心功能不全者,由于循环时间变长,影响对比剂团注时间和 CT 图像采集时间窗相吻合,则应当适当调整曝光延时、适当提高对比剂的注射流率,增加左心房-肺静脉碘的浓度,可以提高检查成功率。

(2)肺循环高压:多种病因可以引起肺动脉高压及肺静脉高压(如二瓣狭窄),造成肺循环时间延长,CT 检查时机掌握不好会影响左心房-肺静脉成像及图像质量。

(三)CT 肺动脉检查剂量

MDCT 的研发,为临床诊断解决了很多重要问题,因此在临床得以广泛应用。但是 CT 有X线辐射,值得注意。CTPA 应用大螺距螺旋扫描,有效辐射剂量明显小于冠状动脉检查。

CTPA 检查对人体的 X 线辐射是安全的。但是,X 线的生物学危害仍需重视。CT 检查工作以下几种减少检查辐射剂量的方法。

1.合理选择扫描参数

辐射剂量与管电压的平方成正相关:对比剂经过上腔静脉到右心房到右心室相对比较集中,可以选用相对低的管电压。管电流的合理选择:如果使用固定管电流,可以根据患者的体重指数来选择恰当的管电流;如果采用管电流自动调制技术,可以设定一个恒定的噪声指数,以保证图像质量。噪声指数的合理选择既可以满足图像诊断的需要,又能够避免患者接受无谓的射线。

2.减少曝光时间

增大螺距,选用较大的射线束宽度,合理的选择曝光范围,都可以减少曝光时间,从而可以有效地减少辐射剂量。

3.对女性患者乳腺组织在 X 线的照射下有增加癌症发病率的风险

尤其对于年轻患者女性来说,CTPA 检查乳腺组织不可避免地要受到 X 线的照射,因此,如何对乳腺组织进行有效的防护也非常重要。外屏蔽技术的原则是可以在患者乳腺组织覆盖屏蔽材料(如含铋的防护材料),避免了乳腺直接接受 X 线的照射,减少了患者腺体组织所接受的剂量,降低了患者患乳腺癌的风险。

妇女、儿童不建议行 CT 静脉造影(CTV)检查,可以应用超声或 MRA 解决。

五、三维重建技术在肺动脉 CTA 的应用

在肺动脉 CT 增强血管成像中,三维重建方法主要包括以下几种,容积再现法、最大密度投影法、多层重组法、曲面重组法、CT 仿真内镜(图 5-6、图 5-7)。

(一)容积再现(volume rendering,VR)

主要用于观察肺动脉的解剖、分部及走行。对于肺动脉解剖,先天畸形如起源异常、狭窄等检出有重要意义;可以进一步观察肺动脉和占位病变的相互关系,为临床提供众多信息。

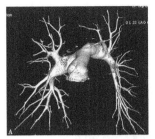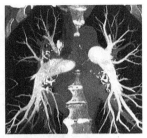

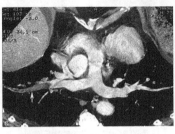

图 5-6 A.正常肺动脉 VR;B.正常肺动脉 MPR;C.肺动脉 CPR(右下肺动脉充盈缺损↑)

VR 可以根据透明度曲线决定着图像所显示的 CT 值范围。通过透明度曲线的调整,就可以区分密度不同的组织,也可以使用组合形式的透明度曲线,让观察者可以看到不同密度范围内的组织共同显示,从而明确它们在空间关系上的情况。VR 还可以使用伪彩色颜色条来区分不同的物体。

由于不同组织 CT 值的不同,为不同 CT 值设置不同的伪彩色能很好地分辨不同密度的物体。多颜色的显示,增强了对比,使人眼能够更快更好地分辨不同的组织,尤其在多物体显示中,让被观测的目标更加生动、更接近于现实,对诊断有重要的作用。容积再现技术的优点如下。

(1)可以直观地反映物体的空间位置、结构和与其他物体间的关系,是真正的三维立体重建。

(2)容积再现技术保留了原始数据的全部信息,可以直接对图像进行分析处理,直接从立体图像上进行原始数据提取和测量,增强了交互性。对肺动脉及肺静脉疾病诊断有重要价值(图 5-8)。

(二)最大密度投影(maximum intensity projection,MIP)

MIP 的优点是取得投影线上全部像素的 CT 值,没有数据丢失,用以观察肺动脉解剖、分布、走行及管壁钙化。缺点是高密度组织影像(骨骼、钙化等)遮蔽了低密度组织影像(如血管组织、非钙化性栓子等)。但是,多角度重建采用转动观察可以解决这一问题。此方法在肺动脉诊断中常被应用。

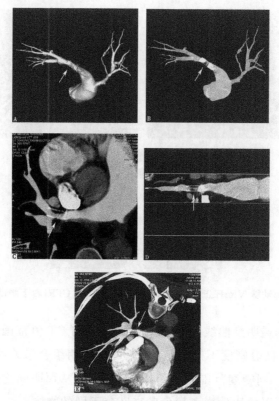

图 5-7　肺动脉炎、肺动脉狭窄、右肺动脉支架置入术后再狭窄

A.肺动脉 VR 像,右肺动脉狭窄支架置入(↑);B.肺动脉 MIP 像,右肺动脉
支架及管壁钙化灶(↑);C.右肺动脉 CPR 像,支架内前壁可见低密度充盈
缺损,为支架内再狭窄,管壁钙化(↑);D.右肺动脉 CPR 分析图,示支架内
再狭窄,管壁钙化(↑);E.右肺动脉 MPR 像,示右肺动脉支架(↑)

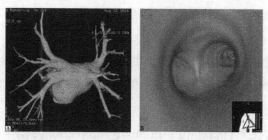

图 5-8　A.容积再现,正常肺静脉(背面观);B.仿真内镜,右肺静脉开口

(三)多层重组法(MPR)

　　MDCT 检查得到的观察面是一个在原始体数据上的斜截面。计算机按照
一定厚度将该斜截面附近与之平行的层面数据提取出来,将这部分数据按照三

维图像绘制显示方式进行显示,这种方法就叫做多层重组。多层重组是一种比较简单直接的重组观测方式,可以观察肺动脉解剖、管腔、管腔内的栓子的大小和位置。也可以通过多角度观察,显示肺动脉的解剖结构及与周围解剖结构的关系。此方法是肺动脉成像采用的重建方法。

(四)曲面重组法(CPR)

曲面重组方式需要有一条已知的中心线,沿着此中心线以一定的角度双向延展,切割原始体数据集呈一曲面,将此曲面展开为平面后即可使全程的中心线在结果平面中得以显示。曲面重组法的重要意义便是可以将中心线全程显示在一个平面内,并可以显示以中心线为轴线360°方向上各个方向的信息,给疾病诊断提供了很大的帮助。对于弯曲走行的肺动脉及其分支显示有重要意义,缺点是解剖关系变形,不好分辨。

(五)仿真内镜(VE)

CT仿真内镜,又称虚拟内镜,在观测点上可以进行任意角度的观察,对于选定了一定路线的CT仿真内镜,我们还可以沿着路径的方向进行电影式观察。CT仿真内镜技术作为一种非侵入式、无接触的辅助医学检查技术,通过CT扫描所得体数据进行重建和绘制,将腔体内的信息展示在我们面前。由于CT数据的回顾性,我们可以反复地观察所得腔体内部的信息;又由于其交互性,可以通过改变观测角度和范围,从而能够观察到传统内镜无法观察到的地方。然而,由于CT仿真内镜是基于三维体数据显示的,那么由于采样和绘制,以及一些人为操作因素所带来的伪像是不可避免的,我们必须注意因此而带来的CT仿真内镜与真实情况的差异。对于肺动脉观察管腔内的情况,缺点是局部观察,缺乏整体感;检查技术要求严格,人为操作因素所带来的伪像影响诊断。

六、肺动脉栓塞症

(一)临床知识

肺栓塞(pulmonary embolism,PE)是以各种栓子阻塞肺动脉系统为发病原因的一组疾病或临床综合征的总称。肺血栓栓塞症(pulmonary thromboembolism,PTE)是指来自静脉系统或右心的血栓阻塞肺动脉或其分支所致疾病,以肺循环和呼吸功能障碍为其主要临床和病理生理特征,是PE最常见类型。PTE占PE中的绝大多数,因此,通常所称PE即指PTE。引起PTE的血栓50%~90%来源于下肢的深静脉血栓(deep vein thrombosis,DVT)。PTE与DVT是静脉血栓栓塞症(venous thrombo embolism,VTE)在不同部位、不同阶段的两种重要的临床表现形式。

PTE 的危险因素包括任何可以导致静脉血液淤滞、静脉系统内皮损伤和血液高凝状态的因素,即 Virchow 三要素。这些因素单独存在或者相互作用,对于外周静脉血栓形成和 PTE 的发生具有非常重要的意义。易发生 VTE 的危险因素包括原发性和继发性两类:由遗传变异引起的 PTE 称为遗传性易栓症,常以反复静脉血栓栓塞为主要临床表现。继发性是指由后天获得的多种病理生理学异常引起的 PTE,包括妊娠、恶性肿瘤、骨折、手术、危重症监护及神经系统病变等。年龄可作为独立的危险因素。由部分不能明确的危险因素引起的称为特发性 VTE。

50%～90%的血栓栓子来源于下肢深静脉,脱落后堵塞肺动脉到达一定程度,一方面可以通过机械阻塞作用直接影响呼吸系统及心血管的功能;另一方面,通过心脏和肺的反射效应及神经体液因素(包括栓塞后的炎症反应)等导致多种功能和代谢变化。PTE 所致病情的严重程度取决于以上机制的综合和相互作用。栓子的大小和数量、多个栓子的递次栓塞间隔时间、是否同时存在其他心肺疾病、个体反应的差异及血栓溶解的快慢对发病过程均有重要影响。

(二)急性肺栓塞(简称肺栓塞)CT 诊断

1.横断图像

肺栓塞 MDCT 诊断主要根据横断图像,是诊断的基础。

2.多层重组或曲面重组

肺动脉多层重组可以弥补横断扫描的不足,沿长轴观察肺动脉,但是包括范围有限。曲面重组对肺栓塞有重要价值,可以在横断扫描的基础上沿长轴中心线逐支重建分析,进一步明确血栓累及的范围及程度,可以直接分析道肺段小分支。对疑难病例的鉴别诊断提供有价值的信息。

3.容积再现或表面阴影显示

对中央型(肺叶分支以上肺栓塞)肺栓塞可以立体显示,对指导治疗有一定意义,对外围型(肺段及段以下肺栓塞)肺栓塞诊断意义不大。

(三)直接征象

1.肺动脉内充盈缺损

依栓子大小、新鲜或陈旧程度的不同,可表现为中心的、偏心的或附壁的充盈缺损,造成管腔不同程度的狭窄。

2.肺动脉完全性梗阻

管腔被栓子完全阻塞呈杯口状、不规则的圆杵状或斜坡状。急性或亚急性肺栓塞的梗阻血管直径较正常饱满。

3.漂浮征、蜂窝征、环征、轨道征及鞍状血栓

均为急性或亚急性肺栓塞征象,栓子位于血管中央,根据形态不同可为不同的命名方式。鞍状血栓指骑跨于肺动脉分叉处的充盈缺损(图5-9～图5-13)。

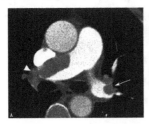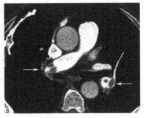

图5-9 急性肺栓塞(一)

A.示左右肺动脉腔内大充盈缺损;B.左右肺动脉多发圆形充盈缺损,呈蜂窝状(↑)

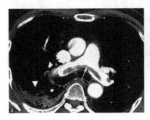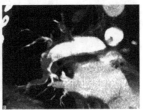

图5-10 急性肺栓塞(二)

A.血栓骑跨于左右肺动脉分歧部,呈马鞍征(↑),下叶基底段肺梗死(△);B.多层重组,示右下肺动脉充盈缺损,延伸至外基底段(↑)

(四)间接征象

详见图5-11～图5-13。

1.马赛克征

由于血栓栓塞造成栓塞血管区血流灌注减少,与过度灌注区形成明显密度差,造成黑白相嵌现象,称为马赛克征。此为非特异征象,小气道病变亦可形成此种征象。

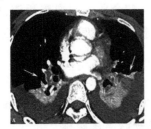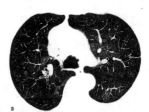

图5-11 急性肺栓塞(三)

A.左右肺下叶不张,双侧胸腔积液(↑);B.双肺灌注不均匀,呈马赛克征

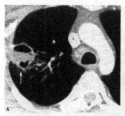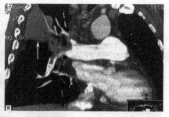

图 5-12　肺栓塞肺梗死

A.横断图像示右肺上叶前段肺栓塞肺梗死空腔形成(↑)；

B.右肺上叶肺栓塞,血管闭塞,肺梗死,呈三角形实变影(↑)

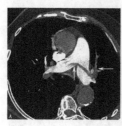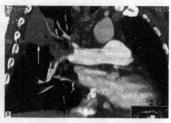

图 5-13　急性肺栓塞(四)

A.横断图像,肺栓塞,呈马鞍征(↑);B.容积再现,显示白色条状血栓骑跨于左右肺动脉(↑)

2.肺梗死

为基底靠近胸膜,尖端指向肺门的近似于三角形实变阴影。与支气管相通可以中心溶解呈含液、气空腔。陈旧肺梗死可形成斑片瘢痕或条索影。

3.胸腔积液

可由于肺梗死后胸膜反应所致,多发生于同侧胸膜腔。右心功能不全所致的胸腔积液,多首先发生于右侧胸腔。

4.肺不张

栓塞局部的肺组织血流灌注减少,区域性低氧血症和区域性低灌注导致支气管痉挛,肺泡表面活性物质合成减少,炎症介质引起血管通透性增加及肺水肿改变严重时均可出现肺不张。由于胸痛造成的呼吸表浅也是肺不张形成的原因之一。胸腔积液亦可引起被动性肺不张,双下肺多见,强化明显。

5.肺动脉增宽

主肺动脉较同级水平升主动脉直径增粗或绝对值＞30 mm,同时合并右心室扩大,则反映为右心负荷增大和(或)肺动脉高压表现。

6.右心房、室扩大

右心室最大短轴径大于或等于左心室最大短轴径,同时室间隔平直或凸向左心室侧,可以认为右心室扩大,右心房增大在急性或亚急性肺栓塞中并不常见。右心功能不全可出现心包积液、腔静脉扩张及胸腔积液等征象(图 5-14)。

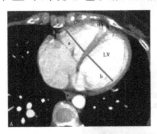
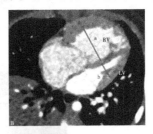
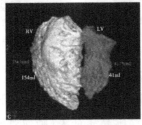

图 5-14　CT 在右心功能评价的应用

A.正常心脏,右心室(a)：左心室(b)＜1;B.急性肺栓塞,右心室(a)：左心室
(b)＞1;室间隔向左心室侧弯曲,为右心室增大的征象;C.心室容积再现,右心
室容积(154 mL)明显增大,左心室容积缩小(41 mL)

(五)MDCT 评价右心功能

急性肺栓塞可以导致急性右心功能不全,表现为右心房室增大、上下腔静脉增宽、心包积液、胸腔积液、肝大、脾大及下肢水肿等。右心室增大的诊断标准是根据横断扫描心室最大层面测量左、右心室横径,当右心室横径(a)与左心室横径(b)之比＞1 为诊断标准(即 a：b＞1)。根据研究,肺栓塞右心室增大是 30 天死亡率的一个独立预测因素;如果急性肺栓塞时右心室正常,即 a：b＜1,无事件转归的阴性预测值为 100％(95％可信区间下限为 94.5％)。

七、慢性肺动脉血栓栓塞性肺动脉高压 CT 诊断

慢性血栓栓塞性肺动脉高压(chronic thromboembolic pulmonary hypertension,CTEPH)是肺栓塞中的一种特殊类型,是由于血栓不能完全溶解,或者是在 DVT 反复脱落的基础上反复多次继发栓塞肺动脉、血栓机化,肺动脉内膜发生慢性炎症并增厚,发展为慢性肺栓塞,造成受累血管狭窄或闭塞而引起解剖学肺血管床血流减少,以及神经体液因素和低氧血症等因素所致肺血管痉挛、导致血管阻力增大,最终导致慢性肺动脉高压和肺的通气/血流灌注失衡。其进一步发展会出现呼吸功能不全、低氧血症和右心衰竭。慢性血栓栓塞的

发病机制仍不清楚,病理过程主要与血栓溶解机制的紊乱相关(图 5-15)。

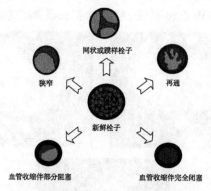

图 5-15 肺动脉血栓栓塞演变示意图

(一)慢性肺动脉血栓栓塞 CT 征象及诊断

慢性肺栓塞的 CT 特征分为血管征象和肺实质征象。血管征象包括直接肺动脉征象(血栓机化的结果)、肺动脉高压征象(肺血管阻力持续增加的结果)及体循环侧支的征象(肺动脉血流量持续降低的结果)。肺实质征象是指肺栓塞与肺梗死造成的肺实质改变,包括瘢痕、马赛克灌注征、局灶性磨玻璃影、支气管扩张等。

横断图像是诊断的基础,需要逐层分析,对肺实质病变有重要价值。

多层重组或曲面重组:肺血管增强 CT 扫描以不同层厚、不同角度进行重组,能够显示血管腔内血栓特点、管壁情况,有助于定性与定量(狭窄程度)诊断。

容积再现或表面阴影显示有助于显示肺动脉全貌,有助于检出缺支、中心动脉增粗、外围分支纤细、扭曲等肺动脉高压征象。

1.肺动脉直接征象

肺动脉直接征象详见图 5-16～图 5-19。

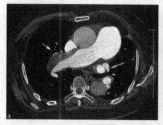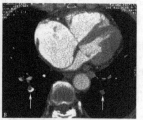

图 5-16 慢性肺栓塞(一)

A.右肺动脉附壁偏心性充盈缺损(↑);B.右侧后基底段偏

心性附壁血栓;左侧后基底段完全闭塞,管径变窄(↑)

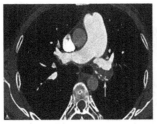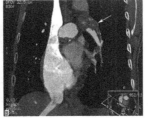

图 5-17 慢性肺栓塞(二)

A.横断图像,左肺动脉偏心性附壁血栓,散在钙化灶(↑);B.多层重组,示左肺动脉偏心性附壁血栓,散在钙化灶(↑)

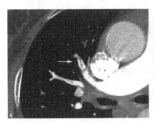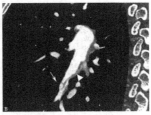

图 5-18 慢性肺栓塞(三)

A.横断图像,右肺中叶内段带状附壁血栓,管壁增厚,远段血管闭塞(↑);B.右肺中叶内段带状或蹼样附壁血栓,管壁增厚,呈波浪状(△)

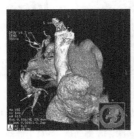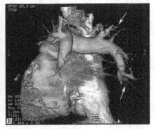

图 5-19 慢性肺栓塞(四)

容积再现,示肺动脉主干增粗,外围叶-段分支变细、扭曲、部分闭塞(↑)

少数患者可有慢性血栓的钙化。钙化血栓可能被周围的造影剂混淆而分辨不清,但钙化一般在血栓内部可资鉴别。在亚段动脉钙化血栓与肺内钙化的小结节难以区分。然而,它们的管状形状和定位在动脉分支可助鉴别诊断。

(1)肺动脉完全阻塞:表现为血管直径的突然减小和血管段远端的完全充盈缺损。血栓收缩及长时间缺血导致管径缩小。

(2)附壁偏心性充盈缺损:机化的血栓可能导致血管收缩,血栓呈偏心性不规整、带状、网状或蹼样,均附壁。血管狭窄是由于血栓再通或者由附在血管壁的机化血栓引起,叶段以下中、小动脉多见。机化血栓可使动脉壁增厚并内膜表面不规则。血管内的慢性血栓会显示成周边的新月形充盈缺损影,该充盈缺损影与血管壁形成钝角。带状血栓影像上显示为线状结构,一般有0.3~2.0 cm的长度和0.1~0.3 cm的宽度。它往往是沿血液流动方向,平行于血管的长轴。网状血栓,又称蹼样血栓,是由多条复杂的带状分支组成的网状结构,显示为细线样结构周围布满造影剂。这些征象经常出现在叶或段动脉,很少出现在主肺动脉。

2.肺动脉高压征象

(1)肺动脉改变:梗阻的血管床增加了血管的阻力导致肺动脉压力升高,进而使中央肺动脉扩张,一般认为主肺动脉>29 mm即为肺动脉增宽(图5-20)。主肺动脉测量部位一般在其分叉扫描平面,垂直其长轴测量(图5-21)。CT上测量的主肺动脉直径与主动脉直径的一般比例>1∶1,特别是<50岁的患者。相对于在非血栓性肺动脉高压出现的典型的对称的肺动脉扩大,在慢性肺栓塞肺动脉高压患者中,左右肺动脉的大小往往是不对称的。肺动脉壁可能出现动脉粥样硬化性钙化、肺动脉分支迂曲(图5-22)。

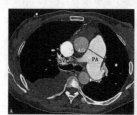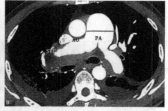

图 5-20　慢性肺栓塞肺动脉高压(一)

横断图像,主肺动脉增宽,但是左右肺动脉由于附壁血栓的存在,受累不一致,致使左右肺动脉径不同。AO 主动脉,PA 肺动脉,SVC 上腔静脉

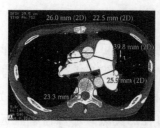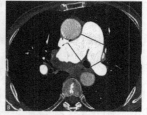

图 5-21　慢性肺栓塞肺动脉高压(二)

A.管径测量;B.主肺动脉增宽,但是左右肺动脉
由于附壁血栓的存在,致使左右肺动脉径不同

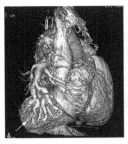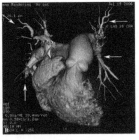

图 5-22　慢性肺栓塞肺动脉高压(三)

AB.容积再现(VR),肺动脉主干增粗,外围分支变细、粗细不均、缺支、扭曲(↑)

(2)右心房室增大:右心负荷的增加导致了右心室扩大及室壁肥厚(>4 mm)。即使无复发性肺栓塞,右心功能不全也会进行性加重,这是由于非梗阻肺动脉床的高血压血管损伤的发展和梗阻动脉远端血管的病变。当右心室直径与左心室直径比值>1∶1,并且室间隔平直或突向左心室时即认为右心室扩张。以横断扫描中轴平面最宽处可测量左右心室腔的短轴,无心电门控也可进行右心室评估(图 5-23)。

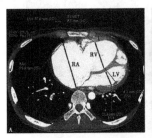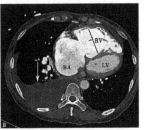

图 5-23　慢性肺栓塞肺动脉高压(四)

AB.横断图像,右心房室增大;B.右侧胸腔积液,下腔静脉增宽,提示右心功能不全(↑)

(3)心包改变及其他:重度肺动脉高压患者可出现轻度心包增厚或少量心包积液,出现心包积液表明预后更差。可有淋巴结增大。组织学检查常提示淋巴结窦转化为脉管,与不同程度的淋巴结硬化有关。淋巴结类似的病理特征,也可出现在由其他原因引起的肺动脉高压患者身上。由于右心房和右心室压力升高,可造成下腔静脉和肝静脉逆行显影及奇静脉返流。

(二)侧支循环

随着慢性肺栓塞肺动脉高压肺血管阻塞的加重,支气管动脉血流可随之增加,并导致经胸膜的侧支循环(如肋间动脉)进一步开放。一般情况下,支气管动脉只供应支气管营养而不参与气体交换。然而在病理学条件下,由于肺循环血量的显著降低,支气管动脉血量增加并可参与氧气交换。

正常支气管动脉血流是心排血量的1‰～2‰。在慢性肺栓塞肺动脉高压患者,支气管血流约是心排血量的30‰。异常扩张迂曲的支气管动脉(直径超过2 mm)是慢性肺栓塞肺动脉高压指标性CT征象。

非支气管动脉(包括膈下动脉、肋间动脉和乳内动脉等)作为慢性肺栓塞肺动脉高压侧支循环出现,而迂曲扩张。最近的一项研究提示,慢性肺栓塞肺动脉高压与特发性肺动脉高压患者相比,异常扩大的支气管动脉和非支气管动脉的出现率更高,检出率分别为73‰和14‰,有助于鉴别诊断(图5-24)。

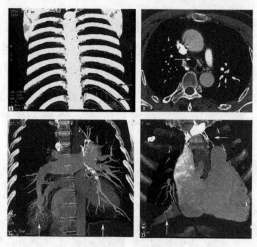

图 5-24　慢性肺栓塞肺动脉高压(五)

侧支循环,主要为支气管动脉(BD),其余包括膈下动脉(CD)、肋间动脉(A)和乳内动脉(D)等来源(↑)

(三)间接征象

(1)陈旧肺梗死(图5-25):慢性肺动脉栓塞肺动脉高压存在的肺梗死多为陈旧性肺梗死,形成梗死瘢痕。肺部CT增强扫描后会形成一个肺灌注缺损区,也可显示为实变、楔形阴影、周边结节、空洞或不规则边缘线性阴影;梗死灶可随着时间推移而呈现出索条影。这种瘢痕常多发,一般无强化,多见于肺下叶,可以有钙化。

(2)马赛克征(图5-26):慢性肺栓塞肺动脉高压患者肺内可出现马赛克灌注征,为灌注降低和增强区域。灌注降低多因阻塞血管远端的灌注不足或血管远端发生病变;灌注增加与未阻塞动脉床的血流重分配有关。马赛克征是非特异性的,肺血管病引起的肺动脉高压的马赛克征出现率明显高于心肺疾病肺动脉高压的患者。

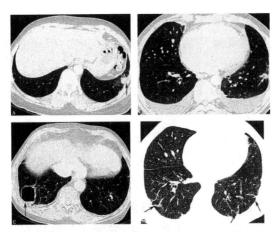

图 5-25 慢性肺栓塞肺动脉高压(六)

肺梗死灶可形成瘢痕,可显示为实变、楔形阴影、周边结节(AB↑)、空洞(C)或不规则边缘线性阴影(D),后者以下叶多见

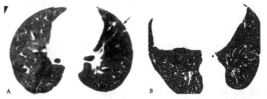

图 5-26 慢性肺栓塞肺动脉高压(七)

A.马赛克征(↑),周边结节(↑白色);B.小支气管扩张,呈圆柱形支气管扩张,多见于段及亚段支气管水平(↑)

(3)小支气管扩张:约 2/3 的慢性肺栓塞肺动脉高压患者存在有段及亚段支气管圆柱形支气管扩张,一般都伴行肺动脉严重狭窄或完全阻塞。这些肺实质征象虽为非特异性,但是在临床工作中,这些征象仍然被视为诊断慢性肺栓塞肺动脉高压的有力证据。

八、MDCT 诊断肺栓塞的评价

(一)CTPA 检出肺栓塞(PE)的可靠性

CTPA 诊断肺栓塞的敏感性为 83%,特异性为 96%,对于临床评估 PE 高可能性及低可能性的阳性预测值为 96%,对于中度可能性阳性预测值为 92%。CTPA 结合 CTV 检出的敏感性为 90%,而特异性为 95%,两者相似。PIOPED-Ⅱ研究的结论是CTPA-CTV 较单纯用 CTPA 检出 PE 敏感性更高;CTPA 及 CTPA-CTV 两者对临床相应评估的预测值均是高的,但是当影像学与临床评估不相符时,其他附加检查还是需要的。

由于对亚分段肺栓塞检出率有较大差异,虽然孤立发生于亚分段的 PE 仅占 6%～30%,其临床意义尚待前瞻性研究加以证实,但可直接影响肺栓塞检出的准确率。大约有 1/2 的受检者由于移动伪影及空间分辨率而不能诊断。Thorsten RC 报道用双源 CT 的双能量成像可以提高对亚分段的检出率。

(二)观察者一致性的评价

CTPA-CTV 观察者的一致性非常好。根据报道,CTPA 与 CTV 所有观察者一致性为 90%;肺动脉 DSA 一致性为 87%;核素 V/Q 平均为 74%,而中度及低度可能性者只有 60%。CTPA-CTV 观察者的一致性优于其他检查方法。

(三)MDCT 可以检出未被临床考虑到的肺栓塞

(1)冠心病 MDCT 检查中检出肺栓塞,或者并存肺栓塞:国内一组 6 000 余例冠状动脉的 MDCT 检查中,检出肺栓塞 40 余例(约 0.7%)。提示医师对胸痛患者检查方法及阅片应该注意。

(2)主动脉夹层合并肺栓塞:急性主动脉综合征症的状经常会掩盖 PE 的存在,但是 MDCT 可以提示。

(3)肿瘤合并肺栓塞:肿瘤病理学特点及肿瘤主要症状掩盖肺栓塞症状而漏诊。

(四)MDCT 检查的限度

(1)碘过敏为禁忌证,约 0.1%。建议做 Gd-MRA 检查。

(2)肾功能不全,依照程度列为禁忌证或相对禁忌证。建议做 Gd-MRA 检查。

(3)亚分段栓塞检出率约 40%,漏诊较多。

(4)2%～4%的 CTPA 检查技术不理想,以至无法诊断。但是同期得到的深静脉造影 CTV 阳性结果,有同样诊断价值。

(5)CTPA 阴性结果与临床评估不一致时,必须进一步选择其他检查方法加以排除。

(6)孕妇、儿童怀疑肺栓塞时,从射线防护考虑,不推荐做 CTPA 检查。

(7)慢性肺动脉血栓栓塞性肺动脉高压患者,生命体征正常,做 CTPA 是安全的。

(五)CT 静脉造影(CTV)在 CTPA 检查中的必要性

CTPA 检查的优点是可以同时做 CTV 检查,诊断敏感性提高 7%。但是 CT 检查有 X 线辐射:CTPA 辐射剂量平均为 3.8 mSv;盆腔静脉 CT 扫描约 6.0 mSv;腿部约 3.2 mSv。因此,从辐射防护考虑,若 CTPA 检查中需同时做 CTV 检查,则值得慎重考虑,建议如下。

(1)不做盆腔扫描,只做下肢扫描,因为静脉血栓85%在下肢。可以降低射线剂量。

(2)改变扫描方式,加大螺距层间距。

(3)妇女、儿童不做CTV扫描,改为Doppler超声检查。

应该充分发挥超声无创、敏感、简易的优势。对急性PE的筛查,特别是重症床旁筛查有重要意义。采用Doppler超声检查深静脉,用以代替CTV检查,尤其是对孕妇、儿童有重要价值。事实证明,CTPA检查若是阴性结果,下肢深静脉Doppler超声检查未发现血栓,则患者可排除PE。

(六)临床肺栓塞评级与CTPA检查结果评价

CTPA在PE诊断中有重要作用。但是CT检出结果的临床意义对临床肺栓塞高、中、低度可能性的患者,其阳性预测值与阴性预测值有所差异,临床医师应该全面解读CT检查结果。有时,确诊还需参考其他检查。

(七)肺栓塞诊断应做到优势互补

(1)CTPA检查是APE首选的影像诊断检查方法。CTPA阴性,3～6个月内发生PE的可能性不足1%。但是,CTPA检查结果与临床评估不一致时,还需参考其他检查。

(2)CTPA+下肢深静脉Doppler是PE诊断检查最佳组合(图5-27)。

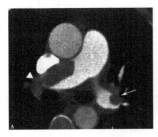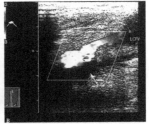

图5-27　急性肺栓塞

CTPA + Doppler超声下肢深静脉检查是最理想组合

A.横断图像,左右肺动脉大块充盈缺损;B.下肢静脉Doppler超声检查,股静脉血栓栓塞(↑)

(3)CTPA亚分段PE检出率低,核素V/Q对提高诊断有重要价值。

(4)CT能谱成像实现对肺血流灌注功能评价,检出亚分段血流灌注异常,与核素对照研究有良好的相关性(图5-28),值得深入开发应用。

能谱成像将传统X线混合能量分解成40～140 keV连续的101单能量获得不同物质能谱曲线,实现不同物质的定性、定量分析,解决了X线硬化效应,可以重组出40～140 keV的任意单能量图像。对亚分段肺栓塞检出有大的帮助。

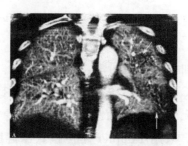

图 5-28　肺栓塞累及肺段及亚分段

A.CT肺灌注成像,示左肺舌叶上舌段及下叶前内基底段亚分段灌注缺损
(↑);BC.CTPA证实肺舌叶上舌段及下叶前内基底段亚分段肺栓塞(↑)

(5)对碘对比剂过敏者,采用 MRA 检查。但是 MRA 技术成功率不足 60%,值得注意。

(6)若要与疑难病例鉴别诊断,则需要行有创性肺动脉造影。

(八)MDCT 肺栓塞检查辐射剂量

MDCT 的研发为临床诊断解决了很多重要问题,得以广泛应用,但需要注意 X 线辐射。CTPA 应用大螺距螺旋扫描,有效辐射剂量明显小于冠状动脉检查。CTPA 检查是安全的。但是还应该引起关注:①CT 操作技术人员应该严格执行低剂量操作;②医师不要过度检查;③相关射线防护管理部门严格执行法规制度与监管。目前,MDCT 设备不断改进,辐射剂量会进一步降低。

第三节　主动脉瘤的 CT 诊断

一、临床知识

主动脉的局部或长段病理性扩张超过正常主动脉管径的 50% 以上称为主动脉瘤。

(一)病因及发病机制

主动脉瘤病因可分为动脉粥样硬化性、感染性、创伤性、先天性、梅毒性及特发性等,主要是动脉中层弹力纤维断裂、坏死,失去原有的坚韧弹性,形成局部的薄弱区,受主动脉腔内高压血流冲击向外膨突形成动脉瘤。

动脉粥样硬化性主动脉瘤:临床最常见,内膜动脉粥样斑块可以发生溃疡,出血，中膜弹力纤维层萎缩、变薄，由于腔内压高，逐步发生瘤样膨突，形成动脉瘤，累及主动脉及其主要分支近心段。好发于主动脉弓部、降部，其中以肾动脉开口下方的腹主动脉瘤部位较为特殊，且可波及髂-股动脉。以真性动脉瘤为主，瘤体可呈囊形或梭形，瘤壁较多钙化，瘤内有附壁血栓为特征。主要发生于50岁以上的中老年人。

感染性动脉瘤是由于细菌、结核、霉菌及其他致病菌所致动脉壁感染、损坏，发生的动脉瘤。感染性动脉瘤可以是由于（菌）败血症，血管腔内细菌直接侵及或经滋养血管侵入壁内，致使全层感染；亦可以由于紧邻主动脉的感染灶直接蔓延，如常见淋巴结核，由壁外直接蔓延侵及壁内，发生血管壁损坏成（真性）瘤，壁破损血液外渗呈大血肿成（假性）瘤，统称感染性动脉瘤，可以是真性或假性动脉瘤，但是以假性动脉瘤为多。瘤体大，可以压迫主动脉腔变窄，压迫邻近器官并使之移位。瘤内有大量血栓，病程长者可存在大量钙化灶。感染性动脉瘤可以发生于任何部位，以主动脉弓部、降主动脉多见，其次为腹主动脉。

梅毒性主动脉瘤发生于升主动脉或主动脉升弓部，降主动脉少见，以囊状动脉瘤居多，有梅毒病史，目前少见。

创伤性动脉瘤：多见于胸部非穿通伤，如车祸、坠落及胸部暴力等。由于主动脉弓降部解剖特点，头-臂动脉（包括右无名、左颈总及左锁骨下动脉）成为悬吊胸主动脉的蒂，胸部暴力震动，蒂基部容易撕裂；特别是左锁骨下动脉部位，其有相对应位导管韧带的牵制，更容易发生撕裂，严重者可因大出血死亡，轻者发生内膜-中膜撕裂，形成动脉夹层壁内血肿；不严重的全层撕裂，血液大量渗出，形成巨大血肿，即假性动脉瘤。

先天性主动脉瘤：为胚胎时期第Ⅲ～Ⅳ对动脉弓发育异常所致的主动脉弓降部主动脉瘤。囊-柱状似折曲的腊肠，常合并主动脉弓发育异常，如颈部主动脉弓、主动脉弓折曲及先天性主动脉缩窄合并动脉瘤。

（二）急性主动脉综合征

现代观念认为急性主动脉综合征（acute aortic syndrome，AAS）包括一组有相似临床症状的异质性疾病：主动脉夹层（aortic dissection，AD）、主动脉壁间血肿（intramural aortic hematoma，IMH）和穿通性主动脉溃疡（penetrating aortic ulcer，PAU）。它们的临床表现极为相似，典型的临床表现为胸痛，也被称为主动脉性疼痛。

主动脉夹层的发生为多种因素综合作用的结果，内膜损伤、中膜变性、流体力学的作用都可能对夹层的发生起促进作用。穿透性动脉硬化性溃疡和壁间血肿是主动脉夹层的 2 个病理变异类型，与典型的夹层有着不同的发病机制，但二者均可以进展为典型的主动脉夹层，因而有人称之为主动脉夹层的"先驱"。

如粥样斑块为粥样硬化性主动脉夹层的基础病变，当形成溃疡时，可能引起IMH、动脉瘤或夹层，互相存在一定的关系，但又是不同的病变。我们认为粥样硬化性壁内血肿、夹层和动脉瘤为粥样斑块、溃疡基础上形成的不同病理解剖改变，壁内血肿与夹层间不存在明确相互转换的关系。粥样硬化管壁可表现为动脉瘤形式，或在溃疡的基础上发展为动脉瘤，四种病变均与粥样斑块有关，因而在治疗上可以采取共同预防，根据病变特点采用不同的治疗方法。CT 主动脉增强扫描可清晰地显示主动脉壁病变的特点，为主动脉疾病的病因诊断提供更多信息，是一种主动脉病变检查的极佳手段。

(三)主动脉瘤病理解剖分类

1.真性动脉瘤

动脉瘤是主动脉壁的延续，瘤壁仍是三层结构。根据动脉瘤的形态又分为3 种类型。

(1)囊状动脉瘤：动脉瘤多是由主动脉一侧壁膨突，形态上可明确分出瘤体和瘤颈。动脉瘤的入口和出口为同一个即瘤颈。

(2)梭形动脉瘤：动脉瘤是由主动脉周壁膨突而形成，其次长轴与所发生的主动脉相一致，动脉瘤的入口和出口分开，为瘤体所在主动脉的近、远端。

(3)梭-囊状动脉瘤：又称为混合型动脉瘤。为前两者的混合存在。

2.假性动脉瘤

假性动脉瘤是各种原因引起的动脉壁的损伤、破裂，血液外溢，形成大血肿。其瘤壁为机化血栓及与周围器官、组织粘连的纤维组织。瘤口依损伤动脉壁大小而定，一般均较小，破口大者早期均大出血死亡。瘤内有大量附壁血栓，大的瘤体压迫主动脉腔变狭小，并推压邻近器官。以主动脉弓、降主动脉为多见，其次为腹主动脉，也见于手术后吻合口假性动脉瘤。

3.主动脉夹层

主动脉夹层是指各种病因导致的主动脉中膜内血肿。主动脉内膜破裂，血液进入内膜下之中膜内，导致中膜撕裂、剥离形成双腔。可累及自升主动脉致髂动脉分歧部以下，形成双腔主动脉，称之为主动脉夹层。临床根据病变范围和破口位置，分为三型(Debakey 分型)。①Ⅰ型：破口位于升主动脉，病变累及升、降或(和)腹主动脉；②Ⅱ型：破口位于升主动脉，病变仅累及升主动脉；③Ⅲ型：破口位于左锁骨下动脉以远，病变只累及降主动脉者，称为Ⅲ甲型，同时累及腹主动脉者称为Ⅲ乙型。

临床也有使用简单的Standford分型法。①A型：凡是夹层累及升主动脉者，远端可延及降-腹主动脉（相当于DebakeyⅠ和Ⅱ型）；②B型：夹层发生于降主动脉和（或）腹主动脉（相当于Debakey Ⅲ型）。

4.主动脉壁间血肿

主动脉壁间血肿（IMH）是指没有明确内膜片的、无血流直接注入的壁内血肿（hematoma），可形成假腔。壁间血肿的原因目前不清楚，可能与以下情况有关。

（1）主动脉滋养血管及中膜营养血管的自发破裂。

（2）动脉粥样硬化斑块造成内膜断裂使血液渗入血管壁中层、动脉粥样硬化穿通性溃疡均是形成壁间血肿的原因。后者壁间血肿与动脉粥样硬化溃疡相邻，壁内血肿位于中膜与外膜之间，内膜有典型的动脉粥样硬化改变。高血压及动脉粥样硬化是最常见的发病因素。

（3）医源或外伤引起。

IMH的分型目前国内外沿用主动脉夹层Standford或Debakey分型。病因与解剖相结合分型有利于临床判断预后。文献报道，IMH占急性主动脉综合征10%～30%，其中发生在降主动脉占60%～70%，多发生在具有粥样硬化的老年患者，需结合影像学诊断IMH。

主动脉壁间血肿有研究者又称其为不典型夹层，是指形成机制和病变形态表现均为不典型的主动脉夹层。当内膜有破口或溃疡时，导致血液渗入主动脉中层，但其远端未与主动脉腔沟通，即无回腔性沟通（no reentry site），在主动脉壁间形成血肿。

高血压是主动脉壁间血肿的主要促发因素。

二、主动脉瘤MDCT检查及图像重建

（一）胸主动脉检查

如果以观察升主动脉及主动脉根部为主，建议采用心电门控扫描（前瞻性或回顾性心电门控），可以避免主动脉根部移动伪影，提高检查质量。具体方法参照冠状动脉检查方法。

（二）胸-腹主动脉检查

注入对比剂后，根据设定的升主动脉CT值采用自动曝光程序连续螺旋扫描，因腹主动脉搏动伪影少，无需心电门控。电压120 kV，电流400～600 mA，机架转速0.35秒/圈，层厚0.625 mm，螺距（自动），重建层厚0.625 mm，3.75 mm。造影剂注射流速4.0～4.5 mL/s，总量需80～100 mL。

(三)主动脉三维重建

将 MDCT 图像直接传输到影像工作站,在工作站重建出主动脉三维图像,常用三维重建法包括最大密度投影、多层重组及容积再现或表面阴影显示。

三、真性主动脉瘤 CT 诊断

真性动脉瘤指瘤壁是主动脉壁直接的延续,瘤壁仍是内膜、中膜及外膜三层结构。根据动脉瘤的形态又分为三种类型。①囊状动脉瘤:动脉瘤多是由主动脉一侧壁膨凸,常伴有偏心性附壁血栓,形态上可明确分出瘤体和瘤颈。动脉瘤的入口和出口为同一个,即瘤颈。这种动脉瘤多位于弓部或弓降部,可能与弓部的解剖及血流动力学有关。②梭形动脉瘤:动脉瘤是由主动脉周壁膨突而形成,其次长轴与所发生的主动脉相一致,动脉瘤的入口和出口分别在主动脉瘤体的近、远端。③梭-囊状动脉瘤:又称为混合型动脉瘤,为前两者的混合存在。

真性主动脉瘤以获得性为多见,中老年人多为动脉粥样硬化性;青少年以先天性为主;少见感染性、外伤性。真性主动脉瘤可发生于主动脉任何部位。患者多以胸、背痛、搏动性肿块就诊,或健康查体时于胸部 X 摄影中发现。

(一)CT 检查目的

(1)明确动脉瘤的存在。

(2)动脉瘤的部位、范围、大小形态。

(3)动脉瘤与主动脉重要分支,如头臂动脉、腹腔干、肠系膜上动脉、肾动脉及髂动脉等的关系,有无受累。

(4)动脉瘤与邻近器官的关系,有无受压迫、移位或侵蚀现象。

(5)动脉瘤有无破裂可能。

(6)真性主动脉瘤定性诊断。

(7)测量必要的数值,为手术或介入治疗提供依据。

(二)主动脉瘤 CT 诊断

详见图 5-29～图 5-31。

1.横断图像

主动脉增强 CT 横断图像是诊断的基础。

(1)动脉瘤形态:主动脉径增宽,大于正常径 50%,或直径＞4 cm。瘤体形态及病变范围:囊状动脉瘤有瘤颈及瘤体,位于主动脉的一侧;梭形或梭囊状瘤均与主动脉腔相延续;粥样硬化性真性动脉瘤大多无明确瘤颈,瘤体呈梭囊状与管壁的成角＞120°。

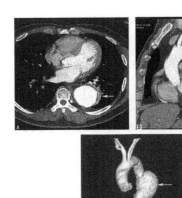

图 5-29　男性,51 岁,胸痛待查

A.横断扫描、B.多层重组及 C.容积再现,示降主动脉上中段囊状瘤样扩张(径约61 mm),瘤壁不规则增厚、少量钙化性斑块,主动脉呈粥样硬化性改变(↑)。诊断为胸主动脉真性动脉瘤,动脉粥样硬化性

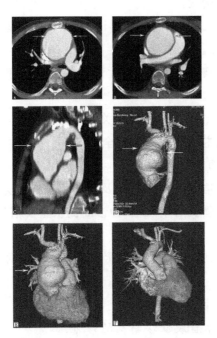

图 5-30　男性,19 岁,升主动脉瘤

AB.横断图像,升主动脉不规则梭形瘤样扩张(最大径 62 mm × 76 mm),管壁及管腔不规则,压迫肺动脉移位;C.多层重组,升主动脉真性动脉瘤,梭囊状,瘤壁不规则,无附壁血栓;DE.容积再现示升主动脉瘤(↑);F.升主动脉置换术后(↑)。术后病理学检查诊断为升主动脉真性动脉瘤,感染性为镰刀菌感染

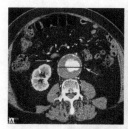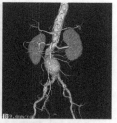

图 5-31　男性,75 岁,腹主动脉瘤

A.腹部横断图像,腹主动脉瘤(直径 6.0 cm),中等量附壁血栓(↑),瘤壁散在
钙化灶;B.容积再现,腹主动脉肾动脉水平迂曲,中下段动脉瘤形成,双侧髂动
脉扩张、壁钙化,病原性质为动脉粥样硬化性

(2)动脉瘤壁:瘤体部管壁增厚,密度增高;主动脉壁广泛有粥样斑块、溃疡、钙化。

(3)动脉瘤腔:多有偏心性附壁血栓,血栓形态不规则或伴有血栓溃疡形成。有研究认为,动脉瘤内血栓即血栓样动脉瘤形成并不会明显减低动脉瘤壁承受的压力,动脉瘤会继续增大。

(4)动脉瘤与近邻关系:与瘤体分界清晰,无粘连征象,瘤体较大时可表现为对周围组织的推压改变。

(5)瘤体有无穿通破裂征兆:如果发现心包、胸腔、腹腔有液体并有增强,证明主动脉瘤有破裂发生。

(6)升主动脉根部瘤合并主动脉瓣关闭不全:升主动脉根部瘤多累及窦部、瓣环及主动脉瓣,造成主动脉瓣关闭不全,此时可伴有左心室增大。

2.多层重组或曲面重组

以不同层面、不同角度重建主动脉及瘤体可清楚显示主动脉与动脉瘤的部位、形态、瘤体大小、瘤壁及附壁血栓,为诊断提供重要信息。

3.容积再现

可以立体显示主动脉瘤部位、大小及其范围,与周围组织器官的关系,对手术有重要指导价值。

(三)主动脉瘤 CT 诊断的评价

1.MDCT 是主动脉瘤最佳诊断及随诊方法

主动脉瘤大小的准确测量十分重要,主动脉瘤直径>6 cm,且其瘤壁边缘不整齐、局部变薄、广泛钙化或有造影剂外溢现象,则有主动脉瘤近期破裂的危险性,为治疗提供依据;主动脉瘤直径<6 cm,且无上述破裂征象,可选择3 个月、半年及一年复查,因为主动脉瘤是发展的,据统计每年直径约增大4 mm。

MDCT是最佳随诊方法。

2.MDCT 为治疗提供重要信息

主动脉瘤的部位、累及范围及其与主动脉主要分支血管的关系,对指导手术方案制订是十分重要的。

3.MDCT 对确定主动脉瘤性质有重要价值

动脉粥样硬化性为最常见,CT可以清晰地观察管壁。由于粥样硬化性斑块而使其不规则,且有溃疡及钙化发生,附壁血栓使管壁更加增厚,结合年龄定性诊断并不困难。先天性主动脉瘤有一定特征性,其好发于主动脉弓降部,形成梭形或梭囊状扩张,呈腊肠样改变,瘤壁薄,极少见有附壁血栓,可以做出准确的鉴别诊断。心血管型马方综合征,多累及升主动脉,结合骨骼系统、眼睛等改变,以及家族史,亦可做出准确鉴别诊断。但是上述征象常是相对的。

4.MDCT 对主动脉瘤鉴别诊断有重要价值

胸部肿块鉴别诊断,主动脉CTA可以明确做出鉴别诊断。真性动脉瘤与假性动脉瘤鉴别:真性动脉瘤体为主动脉腔的延续呈瘤样扩张,瘤壁与主动脉壁相延续。假性动脉瘤无瘤壁,仅是血肿与周围组织粘连的纤维组织,与主动脉壁不相延续,此血肿若与主动脉腔相通,其中心部位可以显影,外周为大量血栓,瘤体对主动脉真腔构成不同程度压迫而狭窄。

四、假性主动脉瘤CT诊断

假性动脉瘤指主动脉壁破裂,形成血肿,瘤口小、瘤体大,大量附壁血栓,瘤壁为机化的血栓与周围器官组织粘连包绕的纤维组织。如胸主动脉假性动脉瘤与肺组织穿通,患者临床症状可有咳嗽、痰中带血或咯血。

病因及发病机制:假性动脉瘤多见于创伤,如胸部顿挫伤,主动脉弓降部动脉导管韧带及左锁骨下动脉开口附近和升主动脉根部为假性动脉瘤好发部位,与局部解剖特点及力学作用有关。其次为菌病性动脉瘤,即感染性动脉瘤或主动脉手术后局部愈合不良而形成。目前,动脉粥样硬化性穿通性溃疡发生率增加,是中老年人假性动脉瘤重要病因之一。

假性动脉瘤临床表现:主动脉假性动脉瘤患者,临床多有发病诱因,如外伤史、感染史、近期手术史及中老年人长期高血压史等,发病时有剧烈疼痛等症状。查体时偶可触到病变处搏动肿块。

(一)CT 检查目的

(1)假性动脉瘤发生部位,破口大小。

(2)瘤体大小,有无血腔存在及其大小,附壁血栓量及钙化。

(3)假性动脉瘤累及重要分支血管情况。

(4)如果有胸腔积液(血性)提示假性动脉瘤破裂。

(5)主动脉及周围器官受累情况。

(6)测量必要参数,为手术或介入治疗做准备。

(二)假性主动脉动脉瘤 CT 诊断

详见图 5-32～图 5-35。

1.横断图像

主动脉增强横断图像是诊断的基础。

(1)瘤体形态:假性动脉瘤瘤体大小不一,不规则,与主动脉连通的瘤腔可见对比剂充盈,极不规则,假性动脉瘤常有瘤颈,为外穿的破口形成。瘤腔外围是中等密度血肿形成,厚度不一。瘤腔与整个瘤体不成比例,瘤体大,对比剂显示的瘤腔相对小。

(2)好发部位:无一定规律,主动脉弓部及弓降部更易形成假性动脉瘤。原因:①外伤性受力作用;②弓部-弓降部粥样斑块溃疡最多见,受血流动力学影响更易穿通造成;③是感染性动脉瘤好发部位。

(3)主动脉壁:主动脉管壁不完整,可见明确破口;如果主动脉壁广泛有粥样斑块、钙化、溃疡,病原性质提示为动脉粥样硬化。

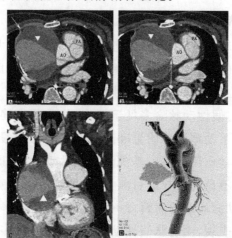

图 5-32　女性,40 岁,主动脉瓣置换术后,发烧胸痛

AB.横断图像,C.多层重组,D.容积再现,升主动脉右侧壁不完整,一小破口径约 2 mm(↑),对比剂经破口喷向瘤体内(△),中等量附壁血栓,假性动脉瘤形成,瘤体大小约 79 mm×98 mm。升主动脉受压管腔变形,轻度向内移位。CT 扫描诊断为升主动脉假性动脉瘤。PA 主肺动脉,AO 升主动脉

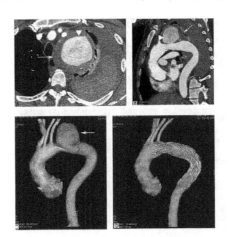

图 5-33　男性,53 岁,主动脉弓部假性动脉瘤

A.横断图像;B.多层重组,主动脉弓部假性动脉瘤,瘤横径约 72 mm,中心部对比剂充盈(△),
瘤体周围为中等密度影包绕,为中等量附壁血栓(↑);主动脉弓部受压变形移位、管腔狭窄,头
臂动脉受压移位;左侧大量积液(血性积液,CT 值> 50 Hu),左肺组织膨胀不全;C.容积再现,
主动脉弓部假性动脉瘤;D.主动脉支架术后,支架贴壁良好,未见造影剂外溢

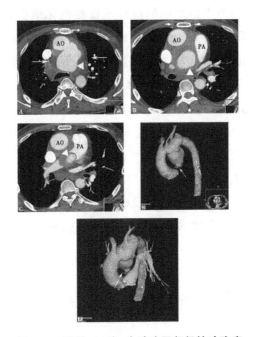

图 5-34　男性,57 岁,主动脉弓部假性动脉瘤

A~C.横断图像,主动脉弓部假性动脉瘤,向下扩展,中心部对比剂充盈(△),瘤体周围为
中等密度影包绕,为中等量附壁血栓(↑);右肺动脉受压变形移位、管腔重度狭窄;DE.容
积再现,主动脉弓部假性动脉瘤向下扩展,右动脉受压变形移位、管腔重度狭窄(↑)。CT
扫描诊断为主动脉弓假性动脉瘤,右肺动脉受压,管腔重度狭窄

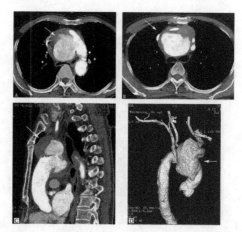

图 5-35 男性,72 岁,主动脉弓部假性动脉瘤

AB.横断图像;C.多层重组;D.容积再现,示主动脉弓上部
破口,形成巨大血肿,中等量附壁血栓(↑);CT 扫描诊断
为主动脉弓假性动脉瘤,病原性质为动脉粥样硬化

(4)大量附壁血栓:为出血形成的血肿或血栓机化组织,呈中等密度。

(5)瘤外器官组织关系:瘤外器官组织与瘤体境界不清,表现为主动脉巨大血肿,压迫周围器官组织,如气管、肺、食管及肾脏等,造成器官变形、狭窄、移位。肺组织受侵蚀、压迫,表现肺内实变(积血),气管狭窄、梗阻及肺膨胀不全等。

(6)胸腔或心包腔积液:胸主动脉假性动脉瘤常伴有纵隔、胸腔或心包血性积液,发生血性积液提示假性动脉瘤进展,病死率达 50% 以上。胸腔积液患者常伴肺组织的膨胀不全。

2.多层重组或曲面重组

以不同层面不同角度重建主动脉及瘤体可清楚地显示主动脉与假性动脉瘤的关系、发生部位、形态、瘤体大小、瘤壁及附壁血栓,为诊断与治疗提供重要信息。

3.容积再现

可以立体显示主动脉假性动脉瘤部位、大小及其范围,与周围组织器官的关系,对于手术有重要指导价值。

(三)主动脉假性动脉瘤 CT 诊断的评价

(1)MDCT 是诊断假性动脉瘤的最佳方法。

(2)MDCT 对确定主动脉瘤性质有重要价值。①外伤性假性动脉瘤:外伤史极为重要,假性动脉瘤的发生有其解剖学特点,是诊断的要点;②感染性动脉瘤:结核病史、败血症史有重要参考价值;③粥样硬化性动脉瘤:中老年人常见,CT 扫描可以清晰观察管壁粥样硬化性斑块、钙化及穿通性溃疡,可以提示诊断。

(3)MDCT 为治疗提供重要信息:假性动脉瘤的部位、累及范围及其与周围器官组织的关系,对指导治疗方案选择是十分重要的(包括主动脉腔内隔绝术、手术治疗或联合治疗)。

(4)MDCT 对假性动脉瘤鉴别诊断有重要价值。①纵隔肿块鉴别诊断:纵隔肿块与主动脉腔相通的为动脉瘤(包括假性动脉瘤);肿块无造影剂充盈,未与主动脉腔相通,支持其他占位病变可能,如纵隔肿瘤、纵隔型肺癌等。②真、假性动脉瘤鉴别:根据瘤壁、瘤体显影的特点可以做到鉴别诊断。

(5)MDCT 是假性动脉瘤治疗后评价治疗效果、评估预后及随访的重要方法,被认为是诊断的"金标准"。

第六章

循环系统疾病的MRI诊断

第一节 心肌病的 MRI 诊断

心肌病是一类伴有特定的形态、功能、电生理等方面改变的心肌疾病。1980 年,世界卫生组织及国际心脏病学会联合会心肌病定义分类委员会将心肌病定义为"原因不明的心肌疾病",并将其分为扩张型、肥厚型及限制型三类。

一、扩张型心肌病

扩张型心肌病在心肌病中发病率最高,多见于 40 岁以下中青年,临床症状缺乏特异性。

(一)临床表现与病理特征

起病初期部分病例可有心悸气短,但大多数病例早期表现隐匿且发展缓慢。随着病程发展,临床表现为心脏收缩能力下降所致的充血性心力衰竭,各类心律失常,以及心腔内血栓引起的体动脉栓塞。听诊一般无病理性杂音。心电图可显示双侧心室肥厚、各类传导阻滞及异常 Q 波等。

病理改变为心室腔扩大,主要累及左心室,有时累及双侧心室。室壁通常正常,部分病例可出现与心腔扩张不相匹配的室壁增厚。心室肌小梁肥大,肉柱呈多层交织、隐窝深陷,常见附壁血栓。心腔扩大显著者,可造成房室瓣环扩大,导致房室瓣关闭不全。心肌细胞萎缩与代偿性心肌细胞肥大并存,可见小灶性液化性心肌溶解,或散在小灶性心肌细胞坏死,以及不同程度的间质纤维化。总体而言,该病病理学所见缺少特异性。

(二)MRI 表现

MRI 征象:①心肌信号变化,本病于 SE 序列 T_1WI、T_2WI 心肌多表现为较均匀等信号,少数病例 T_2WI 可呈混杂信号。心腔内附壁血栓在 T_2WI 多呈高信号。②心腔形态改变,以电影 MRI 短轴位及心腔长轴位观察,一般心室横径增大较长径明显;仅有左心室腔扩大者为左室型,室间隔呈弧形凸向右心室;仅有右室扩大者为右室型,室间隔呈弧形凸向左心室;左右心室均扩大者为双室型。③心室壁改变,部分病例早期受累心腔心室壁可稍增厚,晚期则变薄或室壁厚薄不均,左室的肌小梁粗大。④心脏功能改变,电影 MRI 显示左心室或双侧心室的心肌收缩功能普遍下降,收缩期室壁增厚率减低,呈弥漫性改变,EF 值在50%以下(图 6-1)。

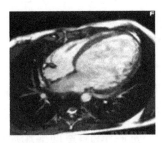

图 6-1　扩张型心肌病

True FISP 亮血序列四腔心层面见左心室腔扩大,左室游离壁肌小梁肥厚

(三)鉴别诊断

本病有时需与晚期缺血性心脏病(心腔扩大时)相鉴别。缺血性心脏病有长期慢性的冠心病病史。在形态学方面,冠心病陈旧心肌梗死多呈节段性室壁变薄,病变区域左心室肌小梁稀少、心肌内壁光滑;而扩张型心肌病的室壁厚度改变广泛均一,左心室心肌小梁肥厚。

二、肥厚型心肌病

肥厚型心肌病好发于青壮年,心肌肥厚是其主要病变形态。病因可能与遗传有关。约半数患者为家族性发病,属常染色体显性遗传。

(一)临床表现与病理特征

男女发病率无明显差别。早期症状主要为心慌、气短,缺少特征。相当数量病例无症状或症状轻微,常在体检时发现。晚期可发生心力衰竭、晕厥,甚至猝死。心前区可闻及收缩期杂音并可触及震颤。心电图表现为左心室肥厚(部分表现为双室肥厚)、传导阻滞等。

心肌肥厚可以累及心室任何区域,但以左心室的肌部室间隔最为常见,非对称性室间隔肥厚(即室间隔向左心室腔凸出明显,室间隔与左室后壁厚度比≥1.5)为该病的特征性表现。功能改变为舒张期肥厚心肌的顺应性降低,收缩功能正常甚至增强。基底部和中部室间隔肥厚引起左心室流出道梗阻,根据压力阶差可分为梗阻性与非梗阻性肥厚型心肌病。病理改变包括心肌细胞肥大、变性及间质结缔组织增生等。有时见心肌细胞错综排列(细胞间联结紊乱、重叠、迂曲、交错和异常分支),正常的心肌细胞排列消失。心肌壁内小冠状动脉可发生管腔变窄、管壁肥厚等。

(二)MRI 表现

MRI 征象:①心肌信号变化,在 SE 序列 T_1WI、T_2WI 肥厚心肌一般呈等信号,与正常心肌相同。有时,肥厚心肌在 T_2WI 呈混杂信号,提示病变区域缺血纤维化。②心室壁肥厚,可累及两侧心室的任何部位,但以室间隔最常见,还可累及左心室游离壁、心尖及乳头肌等。病变部位心肌显著肥厚,常超过15 mm。测量室壁厚度应在短轴像心室舒张末期进行。本病几乎不累及左心室后壁,故以肥厚心肌/左心室后壁厚度≥1.5 为诊断标准,其特异性达94%。③心腔形态改变,以垂直于室间隔长轴位及双口位(左心室流入道和流出道位于同一层面)和短轴位电影 MRI 观察,左心室腔窄小,室间隔肥厚时心室腔呈倒锥形,心尖肥厚时心室腔呈铲形。④心脏功能改变,病变部位肥厚心肌的收缩期增厚率减低,而正常部位收缩期增厚率正常或增强。心脏整体收缩功能正常或增强,EF 值多正常或增加。晚期心功能不全时,EF 值下降。室间隔部的肥厚心肌向左心室流出道凸出可造成左心室流出道梗阻,此时,于双口位电影 MRI 可见收缩期二尖瓣前叶向室间隔的前向运动,即超声心动图检查中的 SAM 征,进一步加重流出道梗阻。收缩期于左室流出道至主动脉腔内可见条带状低信号喷射血流,左心房内可见由二尖瓣反流引起的反流低信号。⑤心肌灌注及心肌活性检查,病变部位心肌纤维化并常伴局部小冠状动脉损害,可造成负荷心肌灌注减低,提示心肌缺血。心肌活性检查时,部分病变部位可出现点片状高信号,反映灶性纤维化(图 6-2)。

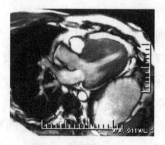

图 6-2 肥厚型心肌病

电影 MRI 双口层面见室间隔肥厚并向左心室流出道突出

(三)鉴别诊断

本病需与高血压性心脏病引起的心肌肥厚相鉴别。高血压性心脏病的左心室肥厚均匀,无左心室流出道狭窄,无二尖瓣反向运动,收缩期室壁增厚率正常,不难鉴别。

三、限制型心肌病

限制型心肌病国内相当少见。因心肌顺应性降低,两侧心室或某一心室舒张期容积减小,致心室充盈功能受限。根据受累心室不同可分为右室型、左室型及双室型,以右室型最常见。

(一)临床表现与病理特征

轻者常无临床症状。右房压升高时出现全身水肿、颈静脉怒张、肝淤血及腹水等右心功能不全的症状。左房压升高时出现左心功能不全表现。有时表现为心悸、胸痛及栓塞症等。心电图表现无特征性,最常见异常 Q 波、心房颤动等心房异常。

病理表现缺乏特异性。可有病变区域结缔组织和弹力纤维增生、心肌细胞肥大、错综排列及心内膜增厚等。由于心室舒张功能受限及心室容积减少,心室舒张末期压力升高,进而导致受累心室心功能不全,甚至全心衰竭。

(二)MRI 表现

(1)右室型:黑血及亮血 MRI 显示横轴面右室流入道缩短、变形,心尖部闭塞或圆隆,流出道扩张;心室壁厚薄不均,以心内膜增厚为主;心内膜面凹凸不平;右心房明显扩大,上下腔静脉扩张;电影 MRI 可见三尖瓣反流及右心室室壁运动幅度减低;SE 序列 MRI 常可见心包积液和(或)胸腔积液。

(2)左室型:表现为以心内膜增厚为主的心室壁不均匀增厚,左室腔变型,心尖圆钝;心内膜面凹凸不平,有钙化时可见极低信号;左心房明显扩大;电影 MRI 可见二尖瓣反流。

(3)双室型:兼有上述两者的征象,一般右心室征象更明显(图 6-3)。

(三)鉴别诊断

该病有时需与缩窄性心包炎、先天性心脏病三尖瓣下移畸形相鉴别。缩窄性心包炎时,MRI 显示心包局限或广泛性增厚。限制型心肌病可见特征性的心尖变形、闭塞及心室壁不均匀增厚,与其他疾病鉴别不难。

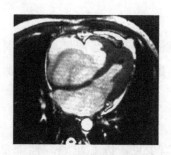

图 6-3　限制型心肌病

True FISP 亮血序列显示右心室心尖部闭塞并室壁增厚,心内膜面凹凸不平

第二节　胸主动脉疾病的 MRI 诊断

胸主动脉疾病并不少见,且逐年增多。这与人口老龄化、医学影像技术进步和临床医师对本病的认识提高有关。主要疾病包括主动脉夹层、胸主动脉瘤、主动脉壁间血肿、穿透性动脉硬化溃疡及胸主动脉外伤等。现就临床较为常见的前两种疾病加以讨论。

一、主动脉夹层(AD)

AD 是一类病情凶险、进展快、病死率高的急性胸主动脉疾病,其病死率及进展风险随着时间的推移而逐步降低。急性 AD 指最初的临床症状出现 2 周以内,而慢性 AD 指症状出现 2 周或 2 周以上。国外报道,未经治疗的急性 Stanford A 型主动脉夹层,最初 48～72 小时期间每小时的病死率为 1%～2%,即发病 2～3 天内病死率约 50%,2 周内死亡 80%。

(一)临床表现与病理特征

胸部背部剧烈疼痛且无法缓解是急性 AD 最常见的初发症状,心电图无 ST-T 改变。疼痛多位于胸部的正前后方,呈刺痛、撕裂痛或刀割样疼痛。常突然发作,很少放射到颈、肩及左上肢,这与冠心病心绞痛不同。患者常因剧痛出现休克貌,但血压不低或升高。部分患者疼痛不显著,可能与起病缓慢有关。随着病情发展,部分患者出现低血压,由心脏压塞、急性重度主动脉瓣反流、夹层破裂所致。大约 38% 的患者两上肢血压及脉搏不一致,此为夹层累及或压迫无名动脉及左锁骨下动脉所造成的假性低血压。胸部 AD 体征无特征性,累及升主动脉时可闻及主动脉瓣关闭不全杂音,主动脉弓部分支血管受累可致相应动脉搏动减弱或消失,夹层破入心包腔引起心脏压塞时听诊闻及心包摩擦音。此外,AD累及冠状动脉引发急性心肌梗死,夹层破裂入胸腔或内膜撕裂后主动脉壁通透性改变可造成单侧或双侧胸腔积液,累及肾动脉可造成血尿、无尿和急性肾衰竭,累及腹腔动脉、肠系膜上下动脉时出现急腹症及肠坏死。

典型AD始发于主动脉内膜和中层撕裂,主动脉腔内血液在脉压驱动下,经内膜撕裂口穿透病变中层,分离中层并形成夹层。由于管腔内压力不断推动,分离在主动脉壁内推进不同的长度。广泛者可自升主动脉至腹主动脉分叉部,并累及主动脉各分支血管,甚至闭塞分支血管。典型夹层为顺向分离,即自近端内膜撕裂口处向主动脉远端扩展,但有时从内膜撕裂口逆向进展。

主动脉壁分离层之间充盈血液,形成一个假腔,出现所谓"双腔主动脉"。剪切力导致内膜片(分离主动脉壁的内层部分)进一步撕裂,形成内膜再破口或出口。血液的持续充盈使假腔进一步扩张,内膜片则突入真腔,真腔可受压变窄或塌陷。内膜撕裂口多发生在主动脉内壁流体动力学压力最大处,即升主动脉(窦上数厘米处)外右侧壁,或降主动脉近端(左锁骨下动脉开口以远)动脉韧带处。少数发生在腹主动脉等处。

高血压和马方综合征是AD的主要诱因。北京某医院一组74例AD患者中,有高血压病史者44例(占59.5%),马方综合征者9例(占12.2%)。胸主动脉粥样硬化性病变是否为AD的诱因,目前存在争议。国外一组17例AD患者中,11例高血压者均有广泛而严重的主动脉粥样硬化。在这组74例AD患者中,16例有粥样硬化改变,其中13例有高血压病史,3例血压正常但均为高龄患者(67~78岁)。先天性心血管疾病,如主动脉瓣二叶畸形和主动脉缩窄,妊娠期内分泌活动的变化等也与AD发生有关。

AD主要有两种分型。Debakey分型根据原发内破口起源位置及夹层累及范围:DebakeyⅠ型,破口位于升主动脉,夹层范围广泛;DebakeyⅡ型,破口位于升主动脉,夹层范围局限于升主动脉;DebakeyⅢ型,升主动脉未受累,破口位于左锁骨下动脉远端,其中,夹层范围局限者为Ⅲ甲,广泛者为Ⅲ乙(图6-4)。Stanford分型仅依赖病变累及范围:凡夹层累及升主动脉者均为A型,余者为B型。

(二)MRI表现

(1)内膜片:AD的直接征象,在MRI呈线状结构,将主动脉分隔为真腔和假腔;内膜片沿主动脉长轴方向延伸,于横轴面显示清晰,与主动脉腔信号相比可呈低信号或高信号。

(2)真腔和假腔形成双腔主动脉,是AD的另一直接征象;通常真腔小,假腔大；在升主动脉，假腔常位于右侧（即真腔外侧）；在降主动脉，常位于左侧（同样是真腔外侧）；在主动脉弓部，常位于真腔前上方；内膜片螺旋状撕裂时，假腔可位于任何方位；假腔可呈多种形态，如半月形、三角形、环形和多腔形；根据 MRI 序列和血流速度不同，真假腔的信号强度可以相同，亦可不同。

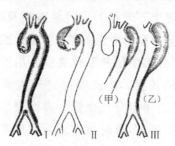

图 6-4 胸主动脉夹层 Debakey 分型模式图

（3）内膜破口和再破口，在黑血和亮血 MRI 表现为内膜连续性中断；MRI 电影可见破口处血流往返，或假腔内血流信号喷射征象；CE-MRA 显示破口优于亮血与黑血序列。

（4）主要分支血管受累，直接征象为内膜片延伸至血管开口或管腔内，引起受累血管狭窄和闭塞，间接征象为脏器或组织缺血、梗死或灌注减低；多层重建是观察分支血管受累的最佳方法。

（5）并发症和并存疾病：MRI 可显示主动脉瓣关闭不全、左心功能不全、心包积液、胸腔积液、主动脉破裂或假性动脉瘤，以及假腔血栓形成等异常（图 6-5）。

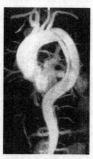

图 6-5 胸主动脉

夹层 Debakey Ⅲ型 CE-MRA 后 MIP 斜矢状面重组图像，主动脉自弓降部以远增宽，呈双腔主动脉，内膜片呈螺旋状撕裂

（三）鉴别诊断

综合运用各项 MRI 技术，可清晰地显示该病的直接征象、间接征象及各类并发症，做出准确的定性诊断及分型诊断，不存在过多的鉴别诊断问题。

二、胸主动脉瘤

胸主动脉瘤是指局限性或弥漫性胸主动脉扩张,其管径大于正常主动脉1.5倍或以上。按病理解剖和瘤壁的组织结构分为真性和假性动脉瘤。前者是由于血管壁中层弹力纤维变性、失去原有坚韧性,形成局部薄弱区,在动脉内压力作用下,主动脉壁全层扩张或局限性向外膨突;后者是指因主动脉壁破裂或内膜及中层破裂,造成出血或外膜局限性向外膨突,瘤壁由血管周围结缔组织、血栓或血管外膜构成,常有狭窄的瘤颈。

(一)临床表现与病理特征

本病临床表现变化差异较大且复杂多样,主要取决于动脉瘤大小、部位、病因、压迫周围组织器官的程度及并发症。轻者无任何症状和体征。有时胸背部疼痛,可为持续性和阵发性的隐痛、闷胀痛或酸痛。突发性撕裂或刀割样疼痛类似于 AD 病变,常提示动脉瘤破裂,病程凶险。动脉瘤压迫周围结构可出现气短、咳嗽、呼吸困难、肺炎和咯血等呼吸道症状,也可有声音嘶哑、吞咽困难、呕血和胸壁静脉曲张。胸部体表可见搏动性膨突及收缩期震颤,可闻及血管性杂音。如病变累及主动脉瓣,可有主动脉瓣关闭不全、左心功能不全的表现。

病因可分为动脉粥样硬化性、感染性、创伤性、先天性、大动脉炎性、梅毒性、马方综合征和白塞病等,以粥样硬化性主动脉瘤最常见。任何主动脉瘤均有进展、增大的自然过程,破裂是其最终后果。瘤体越大,张力越大,破裂可能越大。主动脉瘤倍增时间缩短或形状改变,是破裂前的重要变化。

(二)MRI 表现

MRI 征象:①在 SE 序列,横轴面和冠状面 MRI 显示胸主动脉呈囊状或梭囊状扩张的低信号,以及动脉瘤内血栓、瘤壁增厚及瘤周出血。脂肪抑制 MRI 有助于区别脂肪组织与血肿或粥样硬化增厚。矢状面或斜矢状面可确定瘤体部位及累及范围。②亮血与黑血序列 MRI 的优点是成像速度快,图像分辨率和对比度高,伪影少。③对 CE-MRA 原始图像重组,可形成 MIP 和多层重建图像。MIP 类似于传统 X 线血管造影,可显示主动脉瘤形态、范围、动脉瘤与主要分支血管的关系。多层重建可多角度、连续单层面地显示主动脉瘤详细特征,包括瘤腔形态、瘤腔内血栓、瘤壁特征、瘤周出血或血肿、瘤周软组织结构,以及瘤腔与近端和远端主动脉及受累分支血管的关系。

(三)鉴别诊断

MRI 扫描与多排螺旋 CT 扫描同是显示胸主动脉瘤的无创性影像技术,诊断该病极为准确,不存在过多鉴别诊断问题。

第三节 缺血性心脏病的 MRI 诊断

缺血性心脏病是指由于冠状动脉阻塞所造成的心肌缺血、心肌梗死,以及由此导致的一系列心脏形态及功能改变。心脏 MRI 扫描可对缺血性心脏病进行全面的检查,包括形态学、局部及整体心功能评价、心肌灌注成像及心肌活性检查,正在成为一项能够全面、准确地评价缺血性心脏病的现代影像技术。

一、心肌缺血

心脏的血液供应主要由冠状动脉提供,冠状动脉各支分布供应不同的心脏节段,前降支供应左心室前壁、室间隔中段和尖段,回旋支供应左心室后壁,右冠状动脉供应右心室及左心室下壁、室间隔基底段。左心室下壁尖段由前降支和右冠状动脉双重供血,左心室侧壁尖段由回旋支和前降支双重供血。冠状动脉阻塞是心肌缺血的根本原因。严重缺血时,心肌缺氧所造成的各类致痛因子如缓激肽、前列腺素等的释放将导致心绞痛。

(一)临床表现与病理特征

临床表现为心前区可波及左肩臂或至颈咽部的压迫或紧缩性疼痛,也可有烧灼感。其诱因常为剧烈体力活动或情绪激动,也可由寒冷、吸烟及心动过速等诱发。疼痛出现后逐步加重,一般于 5 分钟内随着停止诱发症状的活动或服用硝酸甘油缓解逐步消失。根据临床特征的不同,心绞痛可分为稳定型心绞痛、变异型心绞痛及不稳定型心绞痛。但无论那种类型的心绞痛,其疼痛强度均较心肌梗死轻,持续时间较短。

心肌缺血最常见的原因是由动脉粥样硬化斑块造成的冠状动脉狭窄,这类狭窄大多分布于心外膜下的大冠状动脉。动脉硬化斑块早期由血管内皮细胞受损、平滑肌细胞增殖内移发展而来,进而发生内皮下脂质沉积、纤维结缔组织增生。斑块阻塞面积在 40% 以下时,基本不影响心肌灌注,一般无临床症状。随着斑块阻塞面积的加大,在冠状动脉轻至中度狭窄(阻塞面积达到 50%～80%)时,静息状态下狭窄冠脉远端的阻力血管将发生不同程度的扩张以维持相当的心肌灌注,静息状态下无明显临床表现。重度的冠脉狭窄(阻塞面积 90% 左右)则静息时亦无法保证适当的心肌灌注,在静息时就可出现灌注异常,临床上出现静息痛。除冠状动脉粥样硬化外,心肌缺血还有以下病因:①冠状血管神经、代谢及体液调节紊乱导致的冠状动脉痉挛;②冠状动脉微血管内皮功能状态异常导致的心肌灌注下降;③冠状动脉炎症、先天发育畸形及栓子栓塞。

(二)MRI 表现

心肌缺血严重(即缺血性心肌病)时,可出现心肌内广泛或局灶性纤维结缔组织增生、局部或整体心肌变薄、心腔扩大等改变。MRI 扫描可显示相应形态异常。但在大多数情况下,心肌缺血仅表现为功能性心肌灌注异常。根据缺血程度不同,MRI 心肌灌注可表现:①静息状态各段心肌灌注正常,负荷状态心内膜下心肌或全层心肌透壁性灌注减低或缺损(图 6-6);②静息状态缺血心肌灌注减低或延迟,负荷状态灌注缺损(图 6-7);③静息状态缺血心肌灌注缺损(图 6-8)。灌注异常区域多数与冠脉供血区相吻合,与核素心肌灌注检查的符合率达 87%~100%,与目前仍作为冠心病诊断"金标准"的 X 线冠状动脉造影的诊断符合率达 79.0%~87.5%。此外,严重心肌缺血时(如长时间心肌严重缺血,心肌细胞结构完整但局部室壁减弱或消失,称心肌冬眠;短暂心肌严重缺血,心肌结构未损害但收缩功能需较长时间恢复,称心肌顿抑),MRI 心脏电影可发现心室壁运动异常,平行于室间隔长轴位、垂直于室间隔长轴位及无间隔连续左心室短轴位检查可准确判断运动异常的室壁范围。

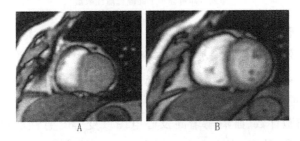

图 6-6 心脏短轴位左心室中部层面静息及负荷心肌灌注成像

A.静息灌注成像,显示心肌灌注均匀一致;B.腺苷负荷后心肌灌注成像,显示间隔壁心肌灌注减低

(三)鉴别诊断

心肌缺血的 MRI 检查包括形态、灌注、运动功能等诸多方面。其他心脏疾病,如扩张型心肌病也表现为心腔扩大、心室壁变薄,肥厚型心肌病也会出现室壁运动减弱,甚至小范围的心肌灌注异常,但结合临床表现和综合 MRI 检查,与心肌缺血鉴别不难。

二、心肌梗死

继发于冠状动脉粥样硬化斑块破裂及血栓形成基础上的急性冠状动脉闭塞是心肌梗死最常见的原因。

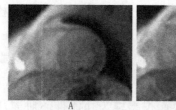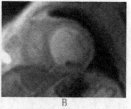

图 6-7　心脏短轴位左心室中部层面静息及负荷心肌灌注成像

A.静息灌注成像,显示下壁灌注减低;B.负荷后灌注成像,

显示该区域灌注减低更为明显,为灌注缺损表现

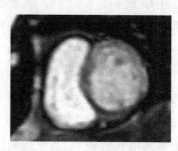

图 6-8　心脏短轴位左心室中部层面静息及负荷心肌灌注成像

静息时即可显示下间隔壁灌注缺损

(一)临床表现与病理特征

急性心肌梗死的主要症状是持久的胸骨后剧烈疼痛。典型者为胸骨后挤压性或压榨性疼痛,往往放射至颈部或左上肢。疼痛持续 15～30 分钟或更长,与心绞痛比较,疼痛程度重且时间长为其特点。其他临床表现有呼吸短促、出汗、恶心、发热,白细胞计数、血清酶增高及心电图改变等。急性心肌梗死的并发症包括恶性心律失常、休克、左心室室壁瘤形成、室间隔穿孔、乳头肌断裂及心力衰竭等。病程>6 周者为陈旧性心肌梗死,临床表现除可能继续存在的心肌缺血症状外,主要为急性心肌梗死并发症的相应表现。

当冠状动脉闭塞持续 20～40 分钟后,随着缺血缺氧的进一步发展,细胞膜的完整性被破坏,心肌酶漏出,心肌细胞发生不可逆性的损伤,即发生梗死。8～10 天后,坏死的心肌纤维逐渐被溶解,肉芽组织在梗死区边缘出现,血管和成纤维细胞继续向内生长,同时移除坏死的心肌细胞。到第 6 周梗死区通常已经成为牢固的结缔组织瘢痕,其间可散布未受损害的心肌纤维。心肌梗死一般首先发生在缺血区的心内膜下心肌,后逐渐向心外膜下及周边扩展。根据梗死范围,病理上分为 3 型:①透壁性心肌梗死,梗死范围累及心室壁全层。②心内膜下心肌梗死,仅累及心室壁心肌的内 1/3 层,并可波及乳头肌;严重者坏死灶扩大、融合,形成累及整个心内膜下心肌的坏死,称为环状梗死。③灶性心肌梗死,病灶较小,临床上多无异常表现,生前常难以发现;病理呈不规则分布的多发性小灶状坏死,分布常不限于某一支冠状动脉的供血范围。

(二)MRI表现

1.心肌信号

在 SE 序列 MRI,心肌为类似骨骼肌信号强度的中等信号,有别于周围心外膜下脂肪的高信号和相邻心腔内血流呈黑色的低信号。急性心肌梗死时,坏死心肌及周围水肿使相应区域的 T_1 及 T_2 延长,在 T_2WI 呈高信号。急性心梗 24 小时内即可在 T_2WI 观察到信号强度增加,并可维持至第 10 天。但由于急性梗死灶周围存在水肿带,所以高信号范围大于真实的梗死区域。在亚急性期(心肌梗死发生 72 小时内),心肌信号异常范围与实际梗死区域大致相当。慢性期(梗死发生 6 周以上)由于梗死后瘢痕形成,水分含量较正常心肌组织降低,在 SE 序列呈低信号。T_2WI 较 T_1WI 明显。

2.心肌厚度

节段性室壁变薄是陈旧性心肌梗死的形态特征,坏死心肌吸收、纤维瘢痕形成是心肌变薄的病理基础,陈旧透壁性心肌梗死后室壁变薄更明显。前降支阻塞可造成左心室前、侧壁和(或)前间壁变薄,右冠状动脉阻塞则造成左心室后壁和(或)下壁变薄。MRI 可直接显示心肌组织,心外膜面和心内膜面边界清晰,可精确测量心肌变薄。电影 MRI 通过测量室壁厚度判断存在心肌梗死的标准为病变区域室壁厚度小于或等于同一层面正常心肌节段室壁厚度的 65%;判断透壁性心肌梗死的标准为病变区域舒张末期室壁厚度<5.5 mm。

3.室壁运动功能改变

电影 MRI 是评价心脏整体及局部舒缩功能的最佳影像技术。通过无间隔连续左心室短轴位、平行于室间隔左心室长轴位及垂直于室间隔左心室长轴位电影 MRI,可精确评价急性及慢性心肌梗死的一系列功能变化,如整体或局部室壁运动状态、收缩期室壁增厚率、EF 值及心腔容积等。

4.心肌灌注成像

可显示心肌梗死后的组织坏死或瘢痕形成所致的灌注减低及缺损。由于急性心肌梗死时常存在心肌的再灌注,灌注检查可无异常表现。因此,单纯心肌灌注成像无法准确诊断急性梗死心肌。

5.对比增强延迟扫描心肌活性检查

心肌梗死区域表现为高信号。MRI 的高空间分辨率,使其可精确显示梗死透壁程度。后者分为以下三种类型。①透壁强化：表现为全层心肌高信号，多为均匀强化；②非透壁强化：为心内膜下心肌或心内膜下至中层心肌区域强化，而心外膜下至中层或心外膜下心肌信号正常（存活心肌）；③混合性强化：同一心肌段内透壁和非透壁强化并存。

如果在大面积延迟强化区域内观察到信号减低区，就需与存活心肌鉴别。病理学研究表明，这一位于延迟强化区域中心或紧贴心内膜下，被称为无再灌注区或无复流区的信号减低区，为继发于心肌梗死的严重微血管损伤，毛细血管内存在大量的红细胞、中性粒细胞及坏死心肌细胞，阻塞与充填使对比剂不能或晚于周围结构进入这一区域。它并非存活心肌，而是重度的不可恢复的心肌坏死。其与存活心肌的影像鉴别要点：①无再灌注区周围常有高强化区环绕且常位于心内膜下，在连续的短轴像可以观察这一征象；②在首过心肌灌注成像中，这一区域没有首过强化；③在上述表现不明显，仍难与存活心肌鉴别时，可在延长延迟时间后再次扫描，如延迟至 30～40 分钟。此时，由于组织间隙的渗透作用，无再灌注区将出现强度不等的延迟强化。

6.并发症 MRI 表现

（1）室壁瘤：分为假性室壁瘤和真性室壁瘤。前者常发生于左心室下壁及后壁，为透壁性梗死心肌穿孔后周围心包等包裹形成，瘤口径线小于瘤体直径为其主要特征，电影 MRI 可见瘤体通过一瘤颈与左心室腔相通，瘤内可见血流信号；后者为梗死心肌几乎完全被纤维瘢痕组织替代，丧失收缩能力，在心室收缩期和（或）舒张期均向心腔轮廓外膨出，常位于前壁及心尖附近，瘤壁菲薄（可至 1 mm），瘤口径线大于瘤体直径。电影 MRI 显示左心室腔局部室壁明显变薄，收缩期矛盾运动，或收缩期及舒张期均突出于左心室轮廓外的宽基底囊状结构。

（2）左心室附壁血栓：为附着于心室壁或充填于室壁瘤内的团片样充盈缺损（GRE 序列）。SE 序列血栓的信号强度随血栓形成的时间（即血栓的年龄）而异，亚急性血栓 T_1WI 常表现为中等至高信号，T_2WI 呈高信号，而慢性血栓在 T_1WI 和 T_2WI 均呈低信号。

（3）室间隔穿孔：表现为肌部室间隔连续性中断，以横轴面及四腔位显示清晰，电影 MRI 可见心室水平异常的血流信号。

（4）乳头肌断裂：平行于室间隔长轴位或垂直于室间隔长轴位电影 MRI 可显示继发于乳头肌断裂的二尖瓣关闭不全所致的左心房反流信号。

（5）心功能不全：连续短轴像结合长轴位电影 MRI 可评价继发于心肌梗死的左心室局部及整体运动功能异常，测量各种心功能指数。

第七章

消化系统疾病的CT诊断

第一节 食管常见疾病的CT诊断

一、食管裂孔疝

(一)病理和临床概述

食管裂孔疝指腹腔内脏器通过膈食管裂孔进入胸腔,疝入内脏多为胃。病因分先天性及后天性,以后天性多见。依据其形态可分为先天性短食管型、滑动型食管裂孔疝、食管旁裂孔疝及混合型食管裂孔疝。临床有胃食管反流、消化道溃疡等症状。

(二)诊断要点

膈肌食管裂孔增大,膈上见腹腔内疝入脏器,即疝囊,如为胃疝入,则可见胃黏膜阴影(图 7-1)。

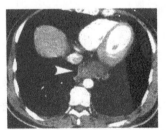

图 7-1 食管裂孔疝

CT 检查显示食管胃环扩大,胃囊疝入胸腔

(三)鉴别诊断

食管变异,横膈裂孔,行钡剂造影即可鉴别。

（四）特别提示

钡剂造影是本病的主要诊断依据，CT 对该病发生胃扭转时可提供有价值的观察。

二、食管良性肿瘤

食管良性肿瘤主要为食管平滑肌瘤。

（一）病理和临床概述

起源于食管肌层，为黏膜下壁内肿瘤，肿瘤质硬，呈膨胀性生长，有包膜。好发于食管中下段。临床表现病程较长，症状多不显著，主要为胸骨后不适或喉部异物感。

（二）诊断要点

食管壁肿块，呈圆形或椭圆形，向腔内或腔外生长，外缘光滑，密度均匀；增强扫描后均匀强化。

（三）鉴别诊断

食管癌、食管平滑肌肉瘤，肉瘤一般较大，容易出现出血性坏死。

（四）特别提示

一般病程长，不影响进食。CT 检查意义在于发现邻近结构的侵犯情况。

三、食管癌

（一）病理和临床概述

食管癌为我国最常见恶性肿瘤之一，与多种因素有关，如饮酒过量、亚硝胺、真菌毒素及遗传因素等。好发于食管中下段，以鳞状上皮癌多见。据病理学解剖及 X 线表现将食管癌分为蕈伞型、浸润型、髓质型及溃疡型。持续性进行性吞咽困难为其典型的临床表现。

（二）诊断要点

1.管壁增厚

早期为偏心性，进一步发展为整个管壁增厚，黏膜破坏，相应段管腔狭窄，龛影形成；局部形成软组织肿块，增强扫描肿瘤中等度强化（图 7-2）。

2.侵犯食管周围结构

表现为周围脂肪间隙模糊消失，侵犯气管表现为食管-气管瘘形成，可伴有纵隔淋巴结增大。

（三）鉴别诊断

与食管平滑肌瘤鉴别，平滑肌瘤边缘规则，周围黏膜不是破坏而是受压改变。

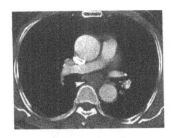

图 7-2　食管癌

CT 检查显示食管中段管壁明显增厚,局部形成软组织肿块,相应段管腔狭窄

(四)特别提示

食管癌一般行食管钡剂造影即可,CT 检查主要判断食管癌的病变范围及壁外结构的侵犯情况。

第二节　肝脏常见疾病的CT诊断

一、肝囊肿

(一)病理和临床概述

肝囊肿是比较常见的良性疾病,根据发病原因不同,可将其分为非寄生虫性和寄生虫性肝囊肿。非寄生虫性又分为先天性和后天性(如创伤、炎症性和肿瘤性,又称为假性囊肿)。以先天性肝囊肿最常见,先天性由肝内迷走的胆管或因肝内胆管和淋巴管在胚胎期发育障碍所致。可单发或多发,肝内两个以上囊肿者称为多发性肝囊肿。有些病例为两肝内散在大小不等的囊肿,又称为多囊肝,通常并存有肾、胰腺、脾、卵巢及肺等部位囊肿。本节主要讨论先天性肝囊肿的CT表现。临床一般无表现,巨大囊肿可压迫肝和邻近脏器产生相应症状(图 7-3)。

(二)诊断要点

CT 片上表现为单个或多个、圆形或椭圆形、密度均匀、边缘光滑的低密度区,CT 值接近于水。合并出血或感染时密度可以增高。增强扫描后囊肿不强化。

(三)鉴别诊断

囊性转移瘤、肝包虫囊肿。肝囊肿无强化,密度均匀可鉴别。

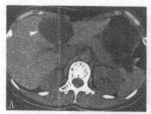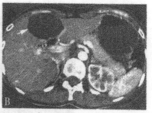

图 7-3　肝囊肿

A.CT 平扫可见左侧肝叶呈低密度囊性改变,呈张力较
高;B.CT 增强扫描可见左侧肝叶囊性病变未见强化

(四)特别提示

肝囊肿的诊断和随访应首选 B 超,其敏感度和特异性高。对于疑难病例,可选用 CT 扫描或 MRI 扫描。其中 MRI 扫描对小囊肿的准确率最高,CT 扫描因部分容积效应有时不易区分囊性或实质性。

二、肝内胆管结石

(一)病理和临床概述

我国肝内胆管结石发病率约为 16.1%,几乎全是胆红素钙石,由胆红素、胆固醇、脂肪酸与钙盐组成。可为双侧肝内胆管结石,也可限于左肝或右肝,左肝内胆管。肝内胆管结石的形成与细菌感染、胆汁滞留有关。肝内胆管结石与肝内胆管狭窄、扩张并存较多见。因此有胆汁的滞留。狭窄于两侧肝管均可见到,以左侧多见,也可见于肝门左、右肝管汇合部。主要临床表现:①患者疼痛不明显,发热、寒战明显,呈周期性发作;②放射至下胸部、右肩胛下方;③黄疸;④多发肝内胆管结石者易发生胆管炎,急性发作后恢复较慢;⑤肝大、肝区叩击痛;⑥多发肝内胆管结石者,多伴有低蛋白血症及明显贫血;⑦肝内胆管结石广泛存在者,后期出现肝硬化、门静脉高压。

(二)诊断要点

(1)单纯肝内胆管结石或伴肝外胆管结石、胆囊结石,按结石成分 CT 表现可分 5 种类型:高密度结石、略高密度结石、等密度结石、低密度结石、环状结石。胆石的 CT 表现与其成分有关,所以,CT 扫描可以提示结石的类型。肝内胆管结石主要 CT 表现为管状、不规则高密度影,典型者在胆管内形成铸型结石,密度与胆汁相比为等密度到高密度,以高密度为多见。结石位于远端较小分支时,肝内胆管扩张不明显;结石位于肝内较大胆管者,远端小分支扩张。

(2)肝内胆管结石伴感染,肝内胆管结石可以伴感染,主要有胆管炎、胆管周围脓肿形成等。CT表现为胆管壁增厚,有强化;对胆管周围脓肿,CT可以表现为胆管周围有片状低密度影,或呈环形强化及延迟强化等表现。

(3)肝内胆管结石伴胆管狭窄,CT扫描可以显示结石情况及逐渐变细的胆管形态。

(4)肝内胆管结石伴胆管细胞癌,CT增强扫描可以在显示肝内胆管结石及扩张胆管的同时,对肿块的位置、大小、形态及其对周围肝实质侵犯情况进行精确分析,动态增强扫描有特异性的表现。依表现分两型,肝门型和周围型。肝门型主要表现有占位近侧胆管扩张,70%以上可显示肿块,呈中度强化。局限于腔内的小结节时,可以显示胆管壁增厚和强化,腔内软组织影和显示中断的胆管。动态增强扫描其强化方式呈延迟强化,具有较高的特异性。周围型病灶一般较大,在平扫和增强扫描中,都表现为低密度多数病例有轻度到中度强化,以延迟强化为主,常伴有病灶内和(或)周围区域胆管扩张。

(三)鉴别诊断

肝内胆管结石容易明确诊断,主要需要将肝内胆管结石伴间质性肝炎与胆管细胞癌相鉴别。

(四)特别提示

肝内胆管结石的影像学检查一般首选B超、CT和MRI扫描,由于单纯的胆管结石较少,伴有胆管炎、胆管狭窄的居多,所以,MRCP扫描因其可以完整显示胆管系统又成为一项重要的检查项目;但单纯MRCP扫描对伴有胆管细胞癌或不伴胆管扩张的胆管结石显示效果不佳,CT和MRI及增强扫描的价值重大(图7-4)。

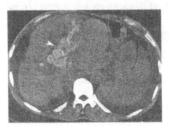

图 7-4 肝内胆管结石

CT检查显示左肝内胆管内多发结节状高密度灶,肝内胆管扩张,肝脾周围少量积液

三、肝脏挫裂伤

(一)病理和临床概述

肝脏挫裂伤:肝脏由于体积大、肝实质脆性大及包膜薄等特点,在腹部受到外力撞击容易产生闭合伤,多由高处坠入、交通意外引起。临床表现为肝区疼

痛,严重者可有失血性休克。

(二)诊断要点

1.肝包膜下血肿

包膜下镰状或新月状等低密度区,周围肝组织弧形受压。

2.肝实质血肿

肝内圆形、类圆形或星芒低密度灶。

3.肝撕裂

为多条线状低密度影,边缘模糊(图 7-5)。

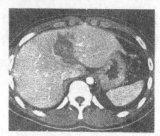

图 7-5　肝挫裂伤

CT 检查显示肝左叶内片状低密度灶,边缘模糊,增强扫描内部轻度不均

(三)鉴别诊断

结合病史,容易诊断。

(四)特别提示

CT 检查能准确判断肝外伤的部位、范围、肝实质损伤和大血管的关系、腹腔积血的量,为外科决定手术或保守治疗提供重要依据。

四、肝脏炎性病变肝脓肿

(一)病理和临床概述

肝脓肿是肝内常见炎性病变,分细菌性、阿米巴性、真菌性及结核性等,以细菌性、阿米巴性肝脓肿多见。肝脓肿病理改变可分为 3 层结构,中心为组织液化坏死,中间为含胶原纤维的肉芽组织构成,外周为移行区域,为伴有细胞浸润及新生血管的肉芽组织。临床表现为肝大、肝区疼痛、发热及白细胞数升高等急性感染的症状。

(二)诊断要点

平扫肝实质圆形或类圆形低密度病灶,中央为脓腔,密度均匀或不均匀,CT 值高于水、低于肝,有时可见积气或液平面。脓腔壁为较高密度环状阴影,急性期可见壁外水肿带,边缘模糊。增强扫描脓肿壁明显环状强化,中央坏死区无强化,为典型的双环征,代表强化脓肿壁及水肿带。

双环征和脓肿内积气为肝脓肿特征性表现(图7-6)。

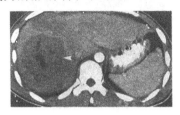

图7-6　肝脓肿

CT检查显示肝右叶类圆形混杂密度团块,增强扫描脓肿壁见

环状强化,外缘见晕征,中心区域低密度脓腔未见强化

(三)鉴别诊断

肝癌、肝转移瘤,典型病史及双环征有助于肝脓肿诊断。

(四)特别提示

临床起病急、进展快有助于肝脓肿诊断,不典型病例需随访观察。

五、肝硬化

(一)病理和临床概述

肝硬化是以肝脏广泛纤维结缔组织增生为特征的慢性肝病,正常肝小叶结构被取代,肝细胞坏死、纤维化,肝组织代偿增生形成再生结节,晚期肝脏体积缩小。引起肝硬化主要原因有乙肝、丙肝、酗酒、胆道疾病及寄生虫等。早期无明显症状,后期可出现腹胀、消化不良、消瘦、贫血、颈静脉怒张、肝大、脾大及腹水等症状。

(二)诊断要点

(1)肝叶比例失调,肝左叶尾叶常增大,右叶萎缩,肝裂增宽,肝表面凹凸不平,表面呈结节状,晚期肝硬化体积普遍萎缩。

(2)肝脏密度不均匀,肝硬化再生结节为相对高密度,动态增强扫描见强化。

(3)脾大(>5个肋单位),脾静脉、门静脉扩张及侧支循环建立,出现胃短静脉、胃冠静脉及食管静脉曲张,部分患者见脾肾分流。

(4)腹水:表现为腹腔间隙水样密度灶。少量腹水常积聚于肝脾周围,大量腹水时肠管受压聚拢,肠壁浸泡水肿(图7-7)。

(三)鉴别诊断

弥漫型肝癌:增强扫描动脉期肝内结节明显强化、门脉癌栓及AFP显著升高等征象均有助于肝癌诊断。

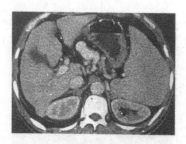

图 7-7　肝硬化

CT 检查显示肝脏体积缩小,肝叶比例失调,脾大,门静脉扩张伴侧支血管形成

(四)特别提示

CT 扫描可直观显示肝脏形态和轮廓改变,观察肝密度改变,可初步判断肝硬化程度。同时,可全方位显示肝内血管,为 TIPSS 手术的操作进行指导。

六、脂肪肝

(一)病理和临床概述

脂肪肝为肝内脂类代谢异常,诱发甘油三酯和脂肪酸在肝内聚积、浸润和变性,分局灶性脂肪浸润及弥漫性脂肪浸润两种。常见原因有肥胖、糖尿病、肝硬化、激素治疗及化疗后等。临床表现为肝大、高脂血症等症状。

(二)诊断要点

(1)局灶性脂肪浸润:表现为肝叶或肝段局部密度减低,密度低于脾脏,无占位效应,其内见血管纹理分布。

(2)弥漫性脂肪浸润:表现为全肝密度降低,肝内血管异常清晰。

(3)常把肝/脾的 CT 比值作为脂肪肝治疗后的观察指标。

(三)鉴别诊断

肝癌、血管瘤、肝转移瘤,局限性脂肪肝或弥漫性脂肪肝中残存肝岛有时呈圆形或类圆形,易误诊为肿瘤或其他病变。增强扫描表现、无占位效应及无门脉肝静脉阻塞移位征象,可作为鉴别诊断依据。

(四)特别提示

对于肝岛、局灶性脂肪浸润及脂肪肝基础上伴有病变的检查,MRI 扫描具有优势(图 7-8)。

七、肝细胞腺瘤

(一)病因、病理及临床概述

肝细胞腺瘤与口服避孕药或合成激素有关,肿瘤由分化良好、形似正常的肝细胞组织构成,无胆管,表面光滑,有完整假包膜。主要见于年轻女性,多无症状,停用避孕药肿块可以缩小或消失。

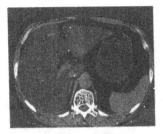

图 7-8 脂肪肝

CT 检查显示肝脏平扫密度均匀性减低,低于脾脏密度,肝内血管纹理异常清晰

(二)诊断要点

平扫为圆形低密度块影,边缘锐利。少数为等密度,增强扫描动脉期较明显强化。有时肿瘤周围可见脂肪密度包围环,为该肿瘤特征。

(三)鉴别诊断

1.肝癌

与肝细胞癌相比腺瘤强化较均匀,无结节中结节征象。

2.局灶性结节增生

中央瘢痕为其特征。

3.血管瘤

早出晚归,可多发。

(四)特别提示

肝腺瘤在 CT 片上与其他实质性肿瘤表现相似,不易做出定性诊断。若有长期口服避孕药史,可供诊断参考。

八、肝脏局灶性结节增生

(一)病因病理及临床概述

肝脏局灶性结节增生(focal nodular hyperplasia,FNH),是一种相对少见的肝脏良性富血供占位。病变常为单发,易发生于肝包膜下,边界多清晰,但无包膜,其病理表现为实质部分由肝细胞、库普弗细胞、血管和胆管等组成,肝小叶的正常排列结构消失;肿块内部有放射性纤维瘢痕、瘢痕组织内包含一条或数条供血滋养动脉为其病理学特征。临床多见于年轻女性,通常无临床症状。

(二)诊断要点

平扫表现为等或略低密度,中央瘢痕为更低密度;动态增强扫描 FNH 表现基本恒定,表现为动脉期明显均匀强化(中央瘢痕除外),程度强于肝细胞肝癌及海绵状血管瘤,门脉期强化程度降低,略高于正常肝组织,中央瘢痕一般延时强化(图7-9)。

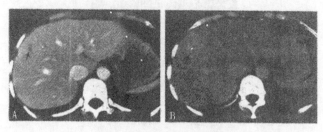

图 7-9　肝局灶性结节增生

CT检查显示增强扫描肝右前叶类圆形团块强化,中央星芒瘢痕延迟期强化

(三)鉴别诊断

主要与肝细胞肝癌鉴别,FNH无特殊临床症状,中央瘢痕为其特征。

(四)特别提示

CT扫描可动态反映病灶血供特点,定性能力强。对于不典型者,以放射性核素扫描和MRI检查意义大。

九、肝血管平滑肌脂肪瘤

(一)病因、病理及临床概述

肝血管平滑肌脂肪瘤(hepatic angiomyolipoma,HAML)是一种较为少见的肝脏良性间叶性肿瘤,由血管、平滑肌和脂肪3种成分以不同比例组成。随着病理学诊断水平的不断提高,近年来对其报道逐渐增多,但由于该瘤的形态学变异多样化,因此大多数病例易误诊为癌、肉瘤或其他间叶性肿瘤。

(二)诊断要点

HAML病理成分的多样化导致临床准确诊断HAML存在一定困难。根据3种组织成分的不同比例将肝血管平滑肌脂肪瘤分4种类型:①混合型,各种成分比例基本接近(脂肪10%～70%)。混合型HAML是HAML中常见的一种类型,CT平扫为含有脂肪的混杂密度,各种成分的比例相近,增强扫描动脉期软组织成分有明显强化,多数能持续到门静脉期,病灶中心或边缘可见高密度血管影(图7-10A～B)。②平滑肌型,脂肪<10%,根据其形态分为上皮样型、梭形细胞型等。平滑肌型HAML中脂肪含量<10%,动脉期及门静脉期强化都略高于周围肝组织,但术前准确诊断困难(图7-10C～E)。③脂肪型(脂肪≥70%),脂肪型HAML影像学表现相对有特征性,脂肪影是其特征性CT表现之一。其他

成分的比饲相对较少。因此,在 CT 扫描时发现有低密度脂肪占位则高度怀疑
HAML(图 7-10F)。④血管型,血管型 HAML 诊断依靠动态增强扫描。发现大
多数此类的 HAML 在注射对比剂 40 秒后,病灶达到增强峰值,延迟期
(>4 分钟)病灶仍然强化,强化方式酷似血管瘤,造成鉴别诊断困难,主要靠病
灶内含有脂肪及中心高密度点状血管影加以区分。

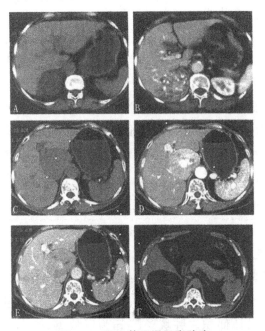

图 7-10　肝血管平滑肌脂肪瘤

A～B.混合型:可见脂肪低密度及软组织影、增强的血管影;C～E.上皮样型:实质内未见明显脂肪
密度,中央可见粗大畸形的血管影,增强扫描为"快进快出"模式;F.脂肪型,大部分为脂肪密度

(三)鉴别诊断

(1)脂肪型 HAML 首先要与肝脏含脂肪组织的肿瘤鉴别。①脂肪瘤及脂肪
肉瘤:CT 值多在 -60 Hu 以下,而且无异常血管及强化组织,脂肪肉瘤形态不规
则,边缘不光滑;②肝局灶性脂肪浸润:常呈扇形或楔形,无占位表现,其内有正
常血管穿过;③肝癌病灶内脂肪变性:分布弥散,界限不清,伴有液化坏死和血管
侵犯,有肝硬化和甲胎蛋白波度升高;④髓源性脂肪瘤:由于缺乏血供,血管造影
呈乏血供或少血供。

(2)平滑肌型 HAML 需要与肝癌、血管瘤、腺瘤等相鉴别。①肝细胞癌:增
强扫描为"早进早出"模式,动脉期多为明显强化,呈高密度,但门静脉期及平衡
期强化不明显,密度相对低于周围正常肝组织。肝血管平滑肌脂肪瘤的软组织

成分在门静脉期仍呈稍高密度,尤其对于脂肪成分少的 HAML 容易误诊为肝癌。②肝脏转移瘤或腺瘤:鉴别诊断主要依赖于病史,瘤内出血、坏死有助于鉴别肝腺瘤。③血管型平滑肌脂肪瘤的强化方式和血管瘤的强化方式相似,在平衡期仍然为较高密度。肝血管瘤由扩张的血管及血窦组成,血窦内衬内皮细胞,有厚薄不一的纤维隔,其血供特点为"快进慢出"。在增强扫描时强化密度与肝动脉相近,动脉期、门静脉期均多为明显强化,而平衡期多为稍高密度。较大的肝血管瘤内可有纤维化,呈低密度,与肝血管平滑肌脂肪瘤内含脂肪的低密度明显不同,因而鉴别诊断主要依靠 HAML 内有脂肪成分及其中心血管影。

(四)特别提示

动态增强多期扫描可充分反映 HAML 的强化特征,有助于提高 HAML 诊断的准确性,但是对不典型病灶必须结合临床病史和其他影像检查方法,CT 扫描引导下细针抽吸活检对肝脏 HAML 诊断很有帮助。少脂肪的 HAML 可以行 MRI 同相位、反相位扫描。

十、肝脏恶性肿瘤

(一)肝癌

1.病因、病理及临床概述

肝癌是成人最常见的恶性肿瘤之一,肝癌患者大多具有肝硬化背景。有 3 种组织学类型:肝细胞型、胆管细胞型、混合细胞型。肿瘤主要由肝动脉供血,易发生出血、坏死、胆汁郁积。肿块>5 cm 为巨块型;<5 cm 为结节型;细小癌灶广泛分布为弥漫型。纤维板层样肝细胞癌为一种特殊类型肝癌,以膨胀性生长并较厚包膜及瘤内钙化为特征,好发于青年人,无乙型肝炎、肝硬化背景。

2.诊断要点

(1)肝细胞型肝癌,表现为或大或小、数目不定低密度灶。CT 值低于正常肝组织 20 Hu 左右。有包膜者边缘清晰;边缘模糊不清提示浸润性生长特征,常侵犯门静脉及肝静脉。有些肿瘤分化良好平扫呈等密度。增强扫描表现多种多样,通常动脉期癌灶明显不均匀强化,门静脉期及延迟期快速消退,即所谓"快进快出"强化模式(图 7-11)。

(2)胆管细胞型肝癌,平扫为低密度肿块,增强动脉期无明显强化,门静脉期及延迟期边缘强化,并向中央扩展。发生在较大胆管者,可见肿瘤近端胆管呈节段性扩张(图 7-12)。

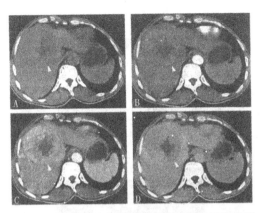

图 7-11 肝癌的平扫、动脉期、静脉期及延迟扫描

A~D 为 CT 动脉期扫描显示肝脏右叶病灶明显强化,见条状供血血
管影。静脉期及延迟期扫描病灶强化程度降低,见假包膜强化

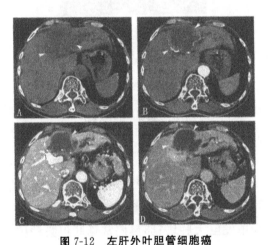

图 7-12 左肝外叶胆管细胞癌

A.左肝外叶萎缩,平扫可见肝内低密度肿块;B-D.左肝肿块逐渐强化,边缘不规则

3.鉴别诊断

同肝血管瘤、肝硬化再生结节及肝转移瘤等区别,乙型肝炎病史、AFP 升
高、合并肝内胆管结石及门脉癌栓等均有助于肝癌诊断。

4.特别提示

一般肝癌通过典型 CT 表现、慢性肝病史及 AFP 升高可确诊。部分不典型
者可通过影像引导下穿刺活检明确诊断

(二)肝转移瘤

1.病因、病理及临床概述

由于肝脏为双重供血,其他脏器恶性肿瘤容易转移至肝脏,尤以门静脉为

多,故消化系统肿瘤转移占首位,其次为肺、乳腺等肿瘤。肝转移性肿瘤多为结节或圆形团块状,中心易发生坏死、出血和囊变,钙化较常见。

2.诊断要点

可发现90％以上的肿瘤,表现为单发或多发圆形低密度灶,大部分病灶边缘较清晰,密度均匀,CT值15～45 Hu,若中心坏死、囊变密度则更低。若有出血、钙化则局部为高密度。增强扫描瘤灶边缘变清晰,呈花环状强化,称环靶征,部分病灶中央延时强化,称牛眼征(图7-13)。

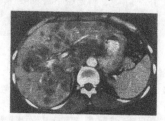

图7-13 乳腺癌肝转移

CT检查显示肝内见广泛低密度结节及团块状转移瘤,境界较清,增强扫描边缘环状强化

3.鉴别诊断

同肝癌、肝血管瘤、肝硬化再生结节及局灶性脂肪浸润等鉴别,结合原发病灶,一般诊断不难。

4.特别提示

多血供肿瘤有平滑肌肉瘤、肾癌、甲状腺癌及胰岛细胞瘤;少血供肿瘤有胃癌、胰腺癌及恶性淋巴瘤;黏液腺癌易产生钙化;结肠癌、平滑肌肉瘤易发生出血、坏死;直肠癌可为单发巨大肿块;卵巢癌常见肝包膜种植转移。

十一、肝脏血管性病变

(一)肝海绵状血管瘤

1.病因、病理及临床概述

海绵状血管瘤,起源于中胚叶,为中心静脉和门静脉发育异常所致。由大小不等血窦组成,血窦内充满血液,与正常肝组织间有薄的纤维包膜。瘤体小至数毫米,大至数十厘米,直径＞4 cm称巨大血管瘤。小血管瘤无症状,巨大血管瘤引起压迫症状,血管瘤破裂致肝内或腹腔出血。

2.诊断要点

平扫为圆形或类圆形低密度灶,边缘清晰,密度均匀。动态增强扫描动脉期病灶周边结节或环状强化,门静脉期逐渐向中心充填,延迟期(5～10分钟)病灶大部或全部强化。整个强化过程称"早出晚归"，为血管瘤特征性征象。巨大血管瘤可见分隔或钙化。大血管瘤内部多有纤维、血栓及分隔而不强化（图7-14）。

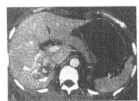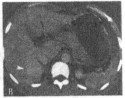

图7-14　肝海绵状血管

A、B.两图为 CT 检查显示增强扫描示右肝病灶边缘结节环状强化，平衡期病灶被充填呈高密度改变

3.鉴别诊断

肝细胞癌；肝转移瘤；肝细胞癌的"快进快出"强化模式与血管瘤容易鉴别，转移瘤一般有原发病史，且呈环状强化。

4.特别提示

CT 是诊断血管瘤主要手段，但若未做延迟扫描或时间掌握不好，可能会误诊；特别是伴有脂肪肝的患者，CT 诊断较困难，可选用 MRI 检查，MRI 诊断血管瘤有特征表现。

（二）布-加综合征

1.病因、病理及临床概述

布-加综合征（budd-chiari syndrome，BCS）是指肝静脉流出道阻塞和由此引起的相应表现，阻塞可以发生于肝与右心房之间的肝静脉或下腔静脉内。BCS 是一全球性疾病，其发病率、病因、病变类型及临床表现具有一定地域性。在亚洲，BCS 多由下腔静脉膜性闭塞所致，多无明确病因。临床主要表现为下腔静脉梗阻和门静脉高压症状，发病年龄以 20～40 岁多见，男性略高于女性，如诊断不及时可以导致肝实质纤维化、肝硬化，甚至肝衰竭而死亡。BCS 依据其病变类型和阻塞部位临床分为肝静脉阻塞型、下腔静脉阻塞型及肝静脉下腔静脉均阻塞型。

2.诊断要点

CT 表现特征：①肝静脉和（或）下腔静脉明显狭窄或闭塞。CT 扫描可以直接显示肝静脉和下腔静脉的情况。②肝实质内呈网格状改变或局部低密度影，增强扫描时呈渐进式强化，为肝淤血所致的局部区域有相对减弱的动脉血流，窦后压力增高，门静脉血流减慢所致。显示门静脉高压征象包括腹水、胆囊水肿、胆囊静脉显示及侧支循环形成等。③肝内侧支血管，在 CT 增强扫描上表现为多发的发逗点状异常强化灶,为扭曲襻状血管,尤其在延迟期扫描可以显示肝内迂曲高密度影。④肝硬化改变,伴或不伴轻度脾大。⑤肝脏再生结节,病理检查中,60%～80%的 BCS 患者肝内可见到＞5 mm 的多发的再生结节,也称腺瘤性增生结节或结节样再生性增生。通常为散在多发,圆形或类圆形,边界清楚,大小不等,通常直径为 0.2～4.0 cm,少数可达 7～10 cm。部分位于周边的结节可引起肝轮廓改变(图 7-15)。

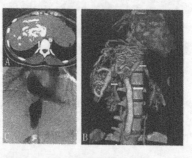

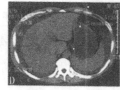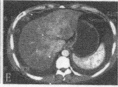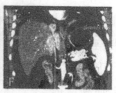

图 7-15 布-加综合征

A、B.为 CT 增强延迟扫描和 VRT 重建,可见肝中、右静脉造影剂滞留,下腔静脉内造影剂滞留明显;C.DSA 下腔静脉造影可见膜状物;D～F.为另一例患者,男,45 岁,平扫肝脏密度不均匀,有腹水;增强扫描可见肝实质明显不均匀强化;冠状位重建可见下腔静脉肝内段明显受压

3.鉴别诊断

(1)多发性肝转移瘤,其强化多为边缘强化,多个转移结节呈明显均一强化者少见,与 BCS 再生结节不同,结合其他影像学表现及临床资料不难鉴别。

(2)与可能合并的肝细胞癌进行鉴别,肝细胞癌有其特征性的"快进快出"强化模式,血浆甲胎蛋白浓度的升高可提示肝细胞癌的发生。

(3)局灶性结节增生在延迟扫描可以有进一步强化。但鉴别意义不大,因为两者都是属于肝细胞及血管等间质过度增殖形成的良性结节。

4.特别提示

MRI 和 CT 扫描能很好地显示肝脏实质信号或密度的改变,增强以后能清楚地显示血管结构及血供变化情况。另外,MRI 可以多方位做肝血管成像,最大限度显示血管结构而不用静脉注射造影剂。特别对于那些因血管病变严重或肝静脉开口闭塞即使行血管造影也难以显示的血管结构,能够清楚地显示。相位敏感技术及 MRI 血管造影有助于评价门静脉通畅度和血流方向。超声检查是诊断 BCS 的首选检查方法可为临床病变的定位、分型提供可靠的诊断,但其局限性在于不能全面评价凝血块或肿瘤累及下腔静脉或肝静脉的情况。静脉造影是诊断的"金标准",目前采用介入方法治疗 BCS 已十分普遍。

(三)肝小静脉闭塞病

1.病因、病理及临床概述

肝小静脉闭塞病(hepatic venous occlusive disease,HVOD)是指肝小叶中央静脉和小叶下静脉损伤导致管腔狭窄或闭塞产生的肝内窦后性门静脉高压症。本病的致病原因据目前所知有两大类,一是食用含吡咯双烷生物碱的植物或被其污染的谷类;二是癌肿化疗药物和免疫抑制药的应用。另有文献认为,肝区放疗 3～4 周内,对肝照射区照射剂量超过 35 Gy 时也可发生本病。含吡咯双烷生物碱的植物与草药有野百合碱、猪屎豆、千里光(又名狗舌草)及"土三七"等。

病理表现:急性期肝小叶中央区肝细胞由于静脉回流不畅致出血坏死,无炎细胞浸润;亚急性期肝小叶、肝小静脉支内皮增生、纤维化致管腔狭窄,出现血液回流障碍。周围有广泛的纤维组织增生;慢性期呈同心源性肝硬化的表现。

急性期起病急骤,上腹剧痛、腹胀、腹水;黄疸、下肢水肿少见,有肝功能异常;亚急性的特点是持久性的肝大,反复出现腹水;慢性期表现以门脉高压为主。

2.诊断要点

(1)CT 平扫:肝大,密度降低,严重者呈地图状、斑片状低密度,呈中到大量腹水。

(2)增强动脉期:肝动脉呈代偿改变,血管增粗、扭曲,肝脏可有轻度的不均匀强化。

(3)门静脉期:特征性的地图状、斑片状强化和低灌注区;肝静脉显示不清,下腔静脉肝段明显变扁,远端不扩张亦无侧支循环,下腔静脉、门静脉周围呈晕征或轨道征,胃肠道多无淤血表现(图 7-16)。

(4)延迟期:肝内仍可有斑片、地图状的低密度区存在。

3.鉴别诊断

布-加综合征:主要指慢性型约有 60% 的患者伴有躯干水肿、侧腹部及腰部静脉曲张薄下腔静脉梗阻的表现,而 HVOD 无这种表现;CT 平扫及增强扫描可发现 BCS 的梗阻部位,肝内和肝外侧支血管形成等血流动力学改变。

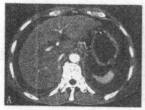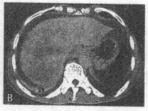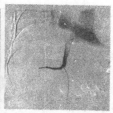

图 7-16　肝小静脉闭塞病

A、B、C.三图为该患者服用"土三七"20 天后出现腹水,肝功能损害。CT 检查显示肝淤血改变,肝静脉未显示,门静脉显示正常,侧支循环较少。造影见下腔静脉通畅,副肝静脉显示良好

4.特别提示

对临床有明确病史、符合肝脏 CT 3 期增强表现特征者,可以提示 HVOD 的诊断,并根据平扫和增强扫描前后的肝实质密度改变程度和肝内血管的显示清晰程度,提供临床对肝脏损害程度的判断。明确诊断应行肝静脉造影和肝穿刺活检。临床无特异性治疗。

(四)肝血管畸形

1.病理和临床概述

肝血管畸形分为先天性和特发性两类,前者为遗传性出血性毛细血管扩张症(hereditary hemorrhagic telangiectasia,HHT)的肝血管异常表现的一部分,较为多见;后者为单纯肝血管畸形,而无其他部位或脏器的血管畸形。文献报道,HHT 有4 个特征:家族性,鼻咽部出血,脏器出血及内脏动、静脉畸形。一般认为,如果上述症状出现 3 项即可诊断 HHT,在肝脏的发生率占总发生率的8%,主要的临床表现为肝硬化,继而出现肝性脑病、食管静脉曲张及充血性心力衰竭等。HHT 的病变主要累及毛细血管、小静脉及小中动脉,表现为毛细血管扩张,动、静脉畸形及动、静脉瘘。这种改变可累及皮肤、黏膜、肺、胃肠道、肝脏和中枢神经系统,肝脏受累概率为8%~31%,可形成肝硬化改变。特发性肝动脉畸形仅指肝动脉异常,而无其他脏器和部位相应血管畸形,但同 HHT 比较两者的肝动脉畸形改变是类似的。

2.诊断要点

CT 和增强造影显示患者有典型的肝内动、静脉瘘,轻度门静脉、肝静脉瘘,肝血管畸形有许多伴发改变,如增粗肝动脉压迫局部胆管,可使胆管扩张,由于血流动力学改变致肝大、尾叶萎缩等(图 7-17)。

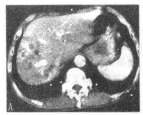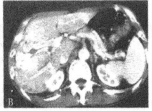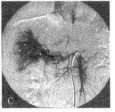

图 7-17　特发性肝血管畸形

A、B、C.CT 检查显示动脉期肝内异常强化灶,门静脉提前出现。造影见肝动脉杂乱,肝静脉、门静脉提前出现。该患者给予两次 NBCA 栓塞畸形血管,肝功能良好

增强扫描动脉期肝实质灌注不均匀,可见斑片状强化区并其间夹杂散在点状强化,腹腔动脉干及肝内动脉明显增宽、扭曲改变,同时伴肝大,动脉期全肝静脉清晰显影,门静脉期肝实质密度强化基本均匀,门静脉一般无明显异常改变。

3.鉴别诊断

肿瘤所致动、静脉瘘,可见肝脏肿块,有临床病史,一般可以鉴别。

4.特别提示

双期螺旋 CT、CTA、MRA 扫描能特别显示血管畸形的血流特征及空间关系,同时可以发现肝脏动、静脉畸形的其他伴发表现,这些很难被其他影像技术很好地显示,可以充分认识病灶的影像学特征,为诊治提供可靠的影像学信息。动态增强 MRA 扫描也可以直观显示肝动脉畸形改变,是超声和传统 CT 扫描不可比拟的。肝动脉造影是诊断肝血管畸形的"金标准"。

第三节　胆囊常见疾病的 CT 诊断

一、胆囊结石伴单纯性胆囊炎

(一)病理和临床概述

胆囊结石伴单纯性胆囊炎:急性胆囊炎的病理学改变是胆囊壁充血水肿及炎性渗出,严重者胆囊壁坏死或穿孔形成胆瘘,常合并结石。临床常有慢性胆囊炎或胆囊结石病史,症状为右上腹疼痛,放射至右肩,为持续性疼痛并阵发性绞痛,伴畏寒、呕吐。

(二)诊断要点

平扫显示胆囊增大,直径>15 mm,胆囊壁弥漫性增厚超过 3 mm,常见胆囊结石;增强扫描显示增厚胆囊壁明显均匀强化。胆囊窝可有积液,若胆囊壁坏死穿孔,可见液平面(图 7-18)。

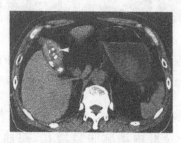

图 7-18　胆囊结石伴单纯性胆囊炎

CT 检查显示胆囊壁明显增厚,胆囊内见多发小结节状高密度结石

(三)鉴别诊断

(1)慢性胆囊炎。

(2)胆囊癌,胆囊癌常表现为胆囊壁不规则增厚,伴相邻肝脏浸润。

(四)特别提示

CT 扫描为急性胆囊炎、胆囊结石最常用的检查方法。CT 扫描在显示胆囊窝积液、胆囊穿孔及气肿性胆囊炎方面有较高价值。

二、黄色肉芽肿性胆囊炎

(一)病理和临床概述

黄色肉芽肿性胆囊炎是一种以胆囊慢性炎症为基础,伴有胆汁肉芽肿形成,重度增生性纤维化,以及泡沫状组织细胞为特征的炎性疾病。常见于女性,患者常有慢性胆囊炎或结石病史,临床表现与普通胆囊炎相似。

(二)诊断要点

(1)胆囊壁不同程度增厚,呈弥漫性或局限性,胆囊增大。

(2)胆囊壁可见大小不一、数目不等的圆形或椭圆形低密度灶,病灶可融合,增强扫描无明显强化。胆囊壁轻、中度强化。

(3)可显示黏膜线。

(4)胆囊周围侵犯征象,胆囊结石或钙化(图 7-19)。

(三)鉴别诊断

胆囊癌、急性水肿或坏死性胆囊炎,鉴别困难。

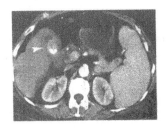

图 7-19 黄色肉芽肿性胆囊炎

CT 检查显示胆囊壁弥漫性不均性增厚,中央层可见低密度,呈夹心饼
干征。胆囊壁轻、中度强化,胆囊腔内见高密度结石,胆囊窝模糊不清

(四)特别提示

CT 扫描常易误诊为胆囊癌伴周围侵犯。诊断需将切除的胆囊做病理学检
查后才能最终确诊。

三、胆囊癌

(一)病理和临床概述

胆囊癌病因不明,可能与胆囊结石及慢性胆囊炎长期刺激有关。多见于中
老年人,以女性多见,早期无明显症状,进展期表现为右上腹持续性疼痛、黄疸、
消瘦、肝大及腹部包块。约 80% 合并胆囊结石,70%~90% 为腺癌,80% 呈浸润
性生长。晚期肿瘤侵犯肝脏、十二指肠及结肠肝曲等周围结构,可通过肝动脉、
门静脉及胆道远处转移。

(二)诊断要点

分胆囊壁增厚型、腔内型、肿块型和弥漫浸润型。表现为胆囊壁不规则性增
厚或腔内肿块,增强扫描呈明显强化,常合并胆管受压扩张,邻近肝组织受侵表
现为低密度区(图 7-20)。

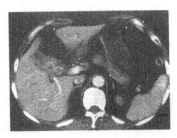

图 7-20 胆囊癌侵犯局部肝脏

CT 增强扫描可见胆囊正常结构消失,胆囊壁不规则增厚伴延迟不均匀强化,局部肝脏可见受累

(三)鉴别诊断

有时与慢性胆囊炎或胆囊腺肌增生症鉴别困难。

（四）特别提示

CT 扫描虽然在诊断胆囊癌上很有价值,但有一定的局限性。如早期胆囊癌,CT 扫描易漏诊;而晚期胆囊癌,CT 扫描不易区分肿瘤来源;胆囊癌胆管内播散不易被发现等。

第四节　胃十二指肠常见疾病的 CT 诊断

一、溃疡性疾病

（一）病理和临床概述

胃十二指肠溃疡是消化道常见疾病,十二指肠较胃多见,与胃酸水平及幽门螺杆菌感染有关。病理表现为胃壁溃烂缺损,形成壁龛。临床表现为长期反复的上腹疼痛。

（二）诊断要点

CT、MRI 扫描对胃十二指肠溃疡的诊断价值不大,尤其是良性溃疡;恶性溃疡较不典型时表现为胃壁不规则增厚或腔外软组织肿块。

（三）鉴别诊断

需活检与溃疡型胃癌鉴别。

（四）特别提示

溃疡性病变主要靠钡剂造影或胃镜诊断,CT 扫描在观察溃疡穿孔、恶变等方面有一定优势。

二、憩室

（一）病理和临床概述

十二指肠憩室占消化道憩室首位,胃憩室少见。病因不清,可能与先天性肠壁发育薄弱有关,病理为多层或单层肠壁向腔外呈囊袋状突出,多位于十二指肠内侧。单纯憩室无症状,合并憩室炎或溃疡可有上腹痛、恶心及呕吐等症状。

（二）诊断要点

表现为圆形或卵圆形囊袋状影,与肠腔关系密切,三维重组常见一窄颈与肠腔相连。其内密度混杂,含有气体、液体或高密度对比剂。十二指肠乳头旁憩室常引起胆管及胰管扩张(图 7-21)。

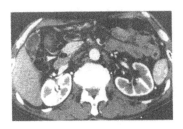

图 7-21 胃十二指肠球后憩室

CT 检查显示十二指肠降部前方类圆形空气集聚

(三)鉴别诊断

胃十二指肠憩室具有典型表现,行钡剂造影检查一般可确诊。

(四)特别提示

对于胆管、胰管扩张患者,在排除结石及肿瘤后,应考虑到十二指肠壶腹部憩室可能。

三、胃淋巴瘤

(一)病理和临床概述

原发性胃淋巴瘤起源于胃黏膜下层淋巴组织,肿瘤局限于胃肠壁及其周围区域淋巴结;也可继发全身恶性淋巴瘤。临床症状除上腹痛、消瘦及食欲缺乏外,可有胃出血、低热等。

(二)诊断要点

胃壁广泛或节段性增厚,胃腔变形缩小,增厚胃壁密度较均匀。增强扫描显示增厚胃壁均匀强化,其强化程度较皮革样胃低。肾门上下淋巴结肿大或广泛主动脉旁淋巴结肿大,常侵犯胰腺(图 7-22)。

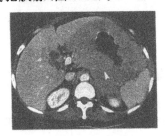

图 7-22 淋巴瘤

CT 检查显示胃体部胃壁弥漫性增厚,强化均一,胃腔狭窄

(三)鉴别诊断

需与胃癌鉴别,胃壁增厚、胃腔缩小不明显、较少侵犯胃周脂肪层及增强强

化效应不及胃癌等征象有助于胃淋巴瘤诊断。

（四）特别提示

CT 扫描对检出早期淋巴瘤比较困难，但能充分地显示中晚期淋巴瘤的病变全貌。病变确诊可依靠活检。

四、胃间质瘤

（一）病理和临床概述

胃间质瘤是一类独立来源于胃间叶组织的非定向分化肿瘤，以往将其诊断为平滑肌或神经源性肿瘤，多数间质瘤为恶性，好发于胃体，以膨胀性、腔外性生长为主，肿瘤越大恶性可能性越大。临床表现为进行性上腹疼痛，有呕血及柏油样便，可触及包块。

（二）诊断要点

肿瘤较大，常在 5 cm 以上，腔外肿块常向腹腔薄弱区域突出，肿块密度不均，有坏死囊变，增强扫描呈中等度不均质强化；肿块腔内部分凹凸不平，可见溃疡龛影。腔外肿块有向邻近结构浸润现象（图 7-23）。

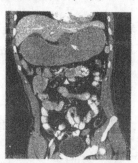

图 7-23　胃多发性间质瘤

CT 检查显示胃小弯及十二指肠旁腔外肿块，密度不均，有坏死囊变，增强扫描呈中等度不均质强化

（三）鉴别诊断

同胃癌、肝肿瘤、淋巴瘤等鉴别，膨胀性、腔外性生长有助于间质瘤诊断。

（四）特别提示

CT 重建有助于判断肿瘤起源部位。要明确病理诊断，必须进行光镜检查及免疫组化检测，包括c-KIT、PDGFRα 和 CD34。

五、胃癌

（一）病理和临床概述

胃癌在我国居消化道肿瘤首位。病因至今不明，好发年龄为 40～60 岁，可发生在胃任何部位,以胃窦、小弯及贲门常见。胃癌起于黏膜上皮细胞,都为腺癌。早期胃癌临床症状轻微,进行期胃癌表现为上腹痛、消瘦及食欲缺乏。

(二)诊断要点

胃壁局限或广泛增厚,胃腔狭窄,胃腔内形成不规则软组织肿块,表面凹凸不平,早期扫描肿瘤强化明显。周围组织受侵时表现为胃周脂肪层模糊消失,腹腔腹膜后淋巴结增大,常伴肝转移(图7-24)。

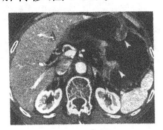

图 7-24 胃癌

CT 检查显示胃小弯侧前、后壁不规则增厚,后壁见浅大腔内溃疡,增强扫描显示动脉期明显强化

(三)鉴别诊断

胃平滑肌瘤:边界光整规则,瘤内易出现出血坏死、囊变及钙化,有套叠征、胃溃疡。

(四)特别提示

胃肠造影检查只能观察胃腔内结构,CT检查意义在于发现胃周结构侵犯情况和腹腔腹膜后有无淋巴结转移等,对判断临床分期有重要意义。

第五节 脾脏常见疾病的 CT 诊断

一、脾脏梗死及外伤

(一)脾梗死

1.病因、病理及临床概述

脾梗死由脾内动脉分支阻塞,造成脾组织缺血坏死所致。风湿性心脏病二尖瓣病变和肝硬化是引起脾梗死的常见原因。临床多无症状,有时可有上腹痛、发热及左侧胸腔积液等。

2.诊断要点

平扫表现为脾内三角形或楔形低密度区,多发于脾前缘近脾门方向。增强扫描显示周围脾组织明显强化,而梗死灶无强化,境界变清(图7-25)。

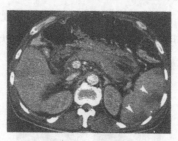

图7-25　脾梗死

CT检查显示脾内多发楔形低密度灶,尖端指向脾门,增强扫描未见强化

3.鉴别诊断

脾梗死容易诊断,慢性期有时需与脾肿瘤鉴别,增强扫描有助于鉴别。

4.特别提示

脾梗死一般不需要处理。CT扫描的目的在于观察梗死的程度。MRI扫描的价值同CT相仿。

(二)脾挫裂伤

1.病因、病理及临床概述

脾挫裂伤绝大部分由闭合性的直接撞击所致。脾是腹部外伤中最常累及的脏器。病理学包括脾包膜下血肿、脾脏挫裂伤、脾撕裂、脾脏部分血管阻断和脾梗死。临床表现为腹痛、血腹及失血性休克等。

2.诊断要点

(1)脾包膜下血肿:包膜下新月形低密度灶,相应脾脏实质呈锯齿状。

(2)脾实质内出血:脾内多发混杂密度,呈线状、圆形或卵圆形改变,增强扫描显示斑点状不均质强化。

(3)其他:腹腔积血(图7-26)。

3.鉴别诊断

平扫脾挫裂伤与脾分叶、先天切迹及扫描伪影有时难以鉴别,应行增强扫描观察。

4.特别提示

急性脾损伤患者平扫有时可表现正常,应行增强扫描观察。CT检查对脾挫裂伤诊断非常准确,累及脾门时应考虑手术。

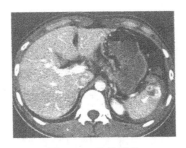

图 7-26 脾挫裂伤

CT检查显示脾包膜下新月形血肿,脾实质内不规则低密度灶,增强扫描呈不均质强化

二、脾血管瘤

(一)病因、病理及临床概述

脾血管瘤是脾脏最常见的良性肿瘤,多发生于 30～60 岁,女性稍多。成人为海绵状血管瘤,小儿多为毛细血管瘤。较大血管瘤可有上发痛、左上腹肿块、压迫感及恶心、呕吐等症状。约 25% 的患者因产生自发性破裂急腹症而就诊。

(二)诊断要点

平扫为比较均匀低密度影,多为单发,边缘清晰,形态规则,合并出血时密度增高或不均匀,瘤体较大可伴有钙化。增强扫描显示瘤体边缘见斑点状强化,逐渐向中心部充填,延迟期全瘤增强(图 7-27)。

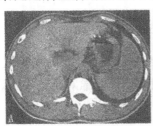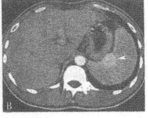

图 7-27 脾血管瘤

A、B.两图 CT 检查显示可见脾门处结节状稍低密度灶,增强扫描明显强化,边缘光整

(三)鉴别诊断

脾脏错构瘤:密度不均匀,发现脂肪密度为其特征。

(四)特别提示

因脾血管瘤网状内皮增厚及中心血栓、囊变等原因,少部分脾血管瘤强化充填缓慢。MRI 扫描显示脾血管瘤的敏感性高于 CT 扫描。

三、脾淋巴瘤

(一)病因、病理及临床概述

脾淋巴瘤分脾原发性恶性淋巴瘤及全身恶性淋巴瘤脾浸润两种。病理学上分为弥漫性脾大、粟粒状肿物及孤立性肿块。临床表现有脾大及相关症状。

(二)诊断要点

(1)原发性恶性淋巴瘤表现为脾大,脾内稍低密度单发或多发占位病变,边缘欠清,增强扫描呈不规则强化、边缘变清。

(2)全身恶性淋巴瘤脾浸润表现为脾大、弥漫性脾内结节灶,脾门部淋巴结肿大(图7-28)。

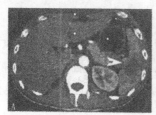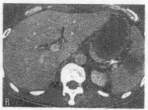

图7-28 脾淋巴瘤

A、B.两图CT扫描显示边缘不规则强化,胰尾受累

(三)鉴别诊断

转移瘤:有时鉴别困难,需密切结合临床。

(四)特别提示

淋巴瘤的诊断要依靠病史,CT扫描上淋巴瘤病灶可互相融合成地图样,此点同转移瘤不同。MRI平面梯度快速回波增强扫描对淋巴瘤的诊断很有帮助。

第六节　胰腺常见疾病的 CT 诊断

一、胰腺炎

胰腺炎分为急性、慢性胰腺炎。

(一)急性胰腺炎

1.病理和临床概述

急性胰腺炎为常见急腹症之一,多见于成年人,暴饮暴食及胆道疾病为常见诱因,分水肿型及出血坏死型两种。水肿型表现为胰腺增大、间质充血水肿及炎症细胞浸润;出血坏死型表现为胰腺腺泡坏死、血管坏死性出血及脂肪坏死。伴胰周渗液及后期假性囊肿形成。临床起病急骤,持续性上腹部疼痛,放射胸背部,伴发热、呕吐,甚至低血压休克。血、尿淀粉酶升高。

2.诊断要点

(1)水肿型:轻型 CT 扫描表现正常,多数表现为胰腺不同程度增大,密度正常或稍低,轮廓清或欠清,可有胰周渗液,增强扫描后胰腺呈均匀性强化。

(2)出血坏死型:胰腺体积弥漫性增大、密度不均匀,常见高低混杂密度区,增强扫描见低密度坏死区,胰周脂肪层模糊消失,胰周见低密度渗液,肾前筋脉增厚。常并发胰腺蜂窝织炎及胰腺脓肿(图 7-29)。

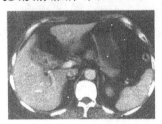

图 7-29　急性胰腺炎

CT 检查显示胰腺弥漫性肿胀、密度减低,胰周见低密度渗液,左侧肾前筋膜增厚

3.鉴别诊断

同胰腺癌、胰腺囊腺瘤鉴别,典型临床病史及实验室检查有助于胰腺炎诊断。

4.特别提示

部分患者早期 CT 扫描表现正常,复查时才出现胰腺增大及胰周渗液等征象。CT 扫描对出血坏死型胰腺炎诊断有重要作用。因此,临床怀疑急性胰腺炎时应及时行 CT 检查及复查。

(二)慢性胰腺炎

1.病因、病理及临床概述

慢性胰腺炎在我国以胆道疾病的长期存在为主要原因。病理学特征是胰间质纤维组织增生或胰腺腺泡广泛进行性纤维化和胰腺实质破坏,以及有不同程度炎症性改变。临床因其功能受损不同而有不同表现,常有反复上腹痛及消化功能障碍。

2.诊断要点

(1)胰腺轮廓改变,外形可表现为正常、弥漫性增大或萎缩,或局限性增大,弥漫性增大常见于慢性胰腺炎急性发作者。

(2)主胰管扩张,直径>3 mm,常伴导管内结石或导管狭窄。

(3)胰腺密度改变、钙化是慢性胰腺炎的特征,胰腺实质坏死区表现为不均质边界不清低密度区,增强扫描早期可见强化。

(4)假囊肿形成。

(5)肾前筋膜增厚(图 7-30)。

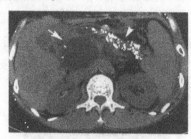

图 7-30　慢性胰腺炎

CT 检查显示胰腺萎缩,广泛钙化,胰管局部扩张,胰头后方区域见假性囊肿形成

3.鉴别诊断

与胰腺癌鉴别。慢性胰腺炎常表现为胰管不规则扩张、胰周血管受压,而胰腺癌常表现为胰管中断、胰周血管侵犯。

4.特别提示

CT 诊断慢性胰腺炎时,最关键的就是要排除胰腺癌或是否合并胰腺癌。行MRCP 扫描观察病变区胰管是否贯穿或中断,有助于提高诊断的正确性。

二、胰腺良性肿瘤或低度恶性肿瘤

(一)胰岛细胞瘤

1.病因、病理及临床概述

胰岛细胞瘤起源于胰腺内分泌细胞,根据有无激素分泌活性,分功能性和非功能性两大类。90％的功能性胰岛细胞瘤直径不超过 2 cm,85％为良性;非功能性胰岛细胞瘤瘤体总是很大。不同肿瘤其临床表现不一样,无功能胰岛细胞瘤小者无症状,大者以腹部肿块为主诉;功能性胰岛细胞瘤因分泌不同激素而症状不同,如胰岛素瘤表现为持续性低血糖,促胃液素(胃泌素)瘤表现为胰源性溃疡等。

2.诊断要点

动态增强扫描因肿瘤血管丰富而增强显示。非功能性胰岛细胞瘤瘤体很大,平扫呈等或低密度,肿块呈椭圆形或分叶状,可出现囊变坏死,少数有钙化,邻近器官受压改变。增强扫描显示实质部明显强化,肿瘤不侵犯腹腔干及肠系膜血管根部周围脂肪层(图 7-31)。

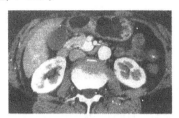

图 7-31 胰岛细胞瘤

CT检查显示胰腺钩突旁明显强化结节,边缘规则,与周围血管界清

3.鉴别诊断

无功能胰岛细胞瘤需与胰腺癌鉴别,瘤体大、富血管、瘤体内钙化及无胰腺后方血管侵犯等征象有助于诊断胰岛细胞瘤。

4.特别提示

功能性胰岛细胞瘤由于肿瘤小,常规 CT 扫描检出的敏感性不高。判断胰岛细胞瘤良、恶性影像学检查不可靠,需应用免疫化学检查和内分泌标识来分类。

(二)胰腺囊性肿瘤

1.病因、病理及临床概述

胰腺囊性肿瘤比较少见,病理上分为大囊型及小囊型。好发于胰体部、尾部,高龄女性多见,一般无明显临床症状,肿瘤较大时可触及腹部包块,胃肠道可有不适症状。

2.诊断要点

胰腺内壁较厚的囊性肿块,大囊型直径>2 cm,小囊型直径<2 cm,囊壁可见向腔内突出乳头状肿瘤,或表现为多个小囊状肿物,中心呈放射状间隔。增强扫描见较明显强化(图 7-32)。

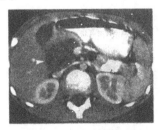

图 7-32 胰头囊腺瘤

CT检查显示胰头区囊性占位,前缘见受压推移正常胰腺组织,增强扫描显示病灶内部环状强化

3.鉴别诊断

囊性腺瘤与囊性腺癌很难鉴别,血管造影有利于鉴别。

4.特别提示

发现胰腺小囊性占位,特别发生在体、尾部,不要轻易诊断胰腺囊肿或囊性瘤,一定要密切随访。

三、胰腺癌

(一)病因、病理及临床概述

胰腺癌主要源于导管细胞,无明确诱发因素,慢性胰腺炎是个重要因素。多见于60~80岁,男性好发。按临床表现为胰头癌、胰体癌、胰尾癌及全胰腺癌。腹痛、消瘦和乏力为胰腺癌的共同症状,黄疸是胰头癌突出表现。

(二)诊断要点

(1)胰腺局限或弥漫性增大,肿块形成。

(2)胰腺内不均质低密度肿块,内部可有液化坏死区,增强扫描显示病灶轻度强化(图7-33)。

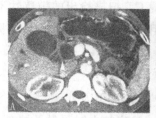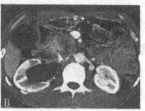

图7-33 胰头癌

A、B.两图CT检查显示胆道胰管扩张呈双管征。胰头区见低密度肿块,增强
扫描见轻度不均质强化,正常胰腺实质仍明显强化(箭头处),右肾盂积水

(3)病变处胰管中断,远侧胰管扩张、周围腺体萎缩,胰头癌可出现双管征。

(4)胰周脂肪层模糊消失伴条索状影,血管(腹腔干、肠系膜上动静脉多见)被包埋。

(5)腹膜后淋巴结增大及远处转移,以肝脏多见。

(三)鉴别诊断

主要与囊腺瘤、胰岛细胞瘤及慢性胰腺炎鉴别,胰管中断征象是胰腺癌特征征象。囊腺瘤表现为大小不等的囊腔,胰岛细胞瘤为富血供肿瘤,强化明显,慢性胰腺炎一般有典型病史。

(四)特别提示

CT扫描是诊断胰腺癌的"金标准"。胰周侵犯及胰周血管包绕是胰腺癌不可切除的可靠征象。

第七节 肠道常见疾病的CT诊断

一、肠梗阻

肠梗阻是临床最常见的急腹症之一,可见于各年龄段。肠梗阻的病因很多,其临床表现复杂多变且无特异性,不但引起肠管本身解剖和功能的改变,并且导致全身性正常生理功能紊乱。腹部X线平片对肠梗阻的诊断具有重要作用。但对20%～52%的病例尚不能做出肯定诊断,对梗阻原因、有无闭襻和绞窄的诊断价值十分有限。钡剂检查对明确结肠肠梗阻有一定的诊断价值,并对小儿肠套叠有重要治疗意义,但对不完全性小肠梗阻价值有限,并存在使完全性小肠梗阻患者梗阻程度加重的危险。螺旋CT扫描作为一种先进的无创性检查技术,具有良好的密度分辨率和时间分辨率,对气体和液体分辨均很敏感,将腹部X线平片上相互重叠的组织结构在横断面上显示清晰,结合其强大的后处理功能,能全面地显示和判断肠梗阻是否存在、梗阻部位及程度、梗阻原因,CT扫描发现有无闭襻和绞窄比出现临床症状、体征早数小时,并且对肿瘤引起梗阻的病灶性质判断、周围情况显示及分期等具有显著的优越性,越来越被广泛认可。

肠梗阻一般可以分为机械性、动力性(包括假性肠梗阻)、血运性梗阻三大类,其中大部分为机械性肠梗阻。机械性肠梗阻按照梗阻的病变位置可以分为肠壁、肠腔内和肠腔外3种。按照有无绞窄又可分为单纯性机械性肠梗阻和绞窄性机械性肠梗阻。本书简单介绍以下几种常见的和部分罕见但可能会导致严重并发症的机械性肠梗阻类型,以便读者获得感性认识,在临床工作中能综合分析和进行正确诊断。

(一)肿瘤性肠梗阻

1.病理和临床概述

肿瘤性肠梗阻:肠道肿瘤是引起肠梗阻的重要原因之一。临床表现为腹痛、腹胀、呕吐,以及肛门停止排便、排气。

2.诊断要点

可显示梗阻近、远段肠管情况,以阳性对比剂充盈肠管并追踪梗阻点,以重组分析梗阻段情况,常能显示肠腔或肠壁肿块,同时显示供血动脉及引流静脉。

以下CT扫描的表现支持肠道恶性肿瘤:①肠壁肿块局部僵硬,较明显强化,中央有坏死;②移行带狭窄不规则,肠壁不规则增厚;③淋巴结肿大(图 7-34)。

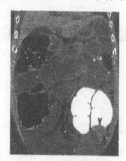

图 7-34　肿瘤性肠梗阻
三维重建显示降结肠腔内充盈缺损,手术病理学检查证实为降结肠腺癌

3.鉴别诊断

与炎症、粘连、粪石性肠梗阻鉴别,发现肠道内不均匀肿块和淋巴结肿大有助于肿瘤性肠梗阻的诊断。

4.特别提示

小肠是内镜检查盲区,螺旋 CT 扫描应用使诊断肠梗阻发生了革命性变化,它能分析肠梗阻原因、明确梗阻部位。

(二)肠扭转

1.病理和临床概述

肠扭转是严重急腹症,以小肠多见,原因有先天性发育异常、术后粘连、肠道肿瘤、胆道蛔虫及饱餐后运动等;另外,小肠内疝(部分小肠疝入手术形成空隙内)实质上也是肠扭转。临床表现为急性完全性肠梗阻,常在体位改变后剧烈腹痛。

2.诊断要点

(1)旋涡征:为肠曲及肠系膜血管紧紧围绕某一中轴盘绕聚集。

(2)鸟嘴征:扭转开始后未被卷入“涡团”的近端肠管充气、充液而扩张,紧邻旋涡肠管呈鸟嘴样变尖。

(3)肠壁强化减弱、靶环征及腹水:为肠扭转时造成局部肠壁血运障碍所致,靶环征指肠壁环形增厚并出现分层改变,为黏膜下层水肿增厚所致(图 7-35)。

3.鉴别诊断

肠道肿瘤、其他原因肠梗阻。

4.特别提示

诊断肠扭转必须具备肠管及肠系膜血管走行改变,即肠管及血管旋涡征。与 CT 扫描结合后处理诊断肠扭转具有明显优势。

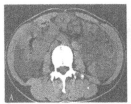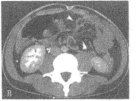

图 7-35 肠扭转

A.肠系膜血管360°旋转,呈典型旋涡征,同时见肠管梗
阻、肠壁水肿及腹水;B.可见附属肠系膜血管旋涡征

(三)肠套叠

1.病理和临床概述

肠套叠是一段肠管套入邻近肠管,并导致肠内容物通过障碍。常因系膜过长或肠道肿瘤所致,以回盲部或升结肠多见。婴幼儿表现为突然发生的阵发性剧烈腹痛、哭闹及果酱样血便。成人肠套叠常继发于肿瘤、炎症、粘连及坏死性肠炎等,最常见是脂肪瘤。临床表现为不全性肠梗阻或完全性肠梗阻,症状不典型,并可以因反复肠套叠,反复出现腹部包块。

2.诊断要点

可以分3类:小肠-小肠型,小肠-结肠型和结肠-结肠型,以小肠-结肠型为最常见。

典型征象:出现3层肠壁,最外层为鞘部肠壁,第2层为套入之折叠层肠壁,第3层为中心套入部肠腔。鞘部及套入部均可有对比剂或气体,呈多层靶环状表现,即同心圆征或肠内肠征。原发病灶一般位于肠套叠的头端(图7-36)。CT重建可见肠系膜血管卷入征。

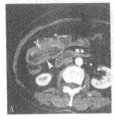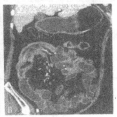

图 7-36 肠套叠

A、B.两图CT检查显示肠套叠的横断位增强扫描和冠状位重建,因套叠部长轴与扫描层面平行,表现为肾形或香肠状,并可见肠系膜动脉嵌入,即肠内肠征及血管卷入征

3.鉴别诊断

肠道肿瘤,CT重建有助于鉴别。

4.特别提示

CT 扫描及重建对肠套叠有非常重要的价值,对原发病的检出也有重要意义。少部分坏死性肠炎所致及慢性肠套叠 CT 征象不典型,需密切结合临床症状进行判断。

(四)粘连性肠梗阻

1.病理和临床概述

粘连性肠梗阻的诊断与治疗是临床上一个棘手问题,而能否及时正确诊断,对患者治疗效果甚至预后有重大影响。以往,肠梗阻的诊断一般依赖于传统 X 线平片,但螺旋 CT 扫描的应用显著提高了粘连性肠梗阻的定性、定位诊断的正确率。主要继发于腹部手术后,由于以不全性肠梗阻为主,大部分病例临床症状较轻,以反复腹痛为主。

2.诊断要点

(1)梗阻近段的肠管扩张和远端肠塌陷。

(2)在梗阻部位可见移行带光滑

(3)增强扫描显示肠壁局部延迟强化,但肠壁未见增厚

(4)局部见鸟嘴征、粘连束带及假肿瘤征(图 7-37)。

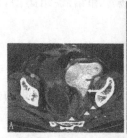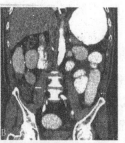

图 7-37　粘连性肠梗阻

A.在梗阻部位可见移行带光滑,肠壁未见明显增厚,但局部后期强化更明显,近段肠管扩张,并可见局部粘连束带,后方见光整移行带及粘连束带,局部呈鸟嘴征;B.在单纯回肠末段粘连性肠梗阻病例的多层重建,可见回肠末段呈鸟嘴样改变,梗阻段肠管明显变细,其外可见束带影(白箭头处)

3.鉴别诊断

其他原因所致的肠梗阻,如肠道肿瘤、扭转等。

4.特别提示

一些有反复不全性肠梗阻症状患者,行螺旋 CT 扫描及各种方法重组,对肠梗阻定性、定位诊断具有重要临床价值。

(五)肠内疝

1.病理和临床概述

肠内疝、小肠内疝是罕见的肠梗阻原因之一,及时正确诊断并进行手术治疗对抢救患者生命具有重大意义。分先天性、后天性小肠内疝两种。胚胎发育期,中肠的旋转与固定不正常将导致内疝。腹腔内会有一些腹膜隐窝或裂孔形成如十二指肠旁隐窝、回盲肠隐窝、回结肠隐窝、小网膜孔(winslow 孔)及肠系膜裂孔等。后天性小肠内疝常见胃空肠吻合术后(如 Roux-en-Y),上提的空肠襻与后腹膜间可形成间隙。另外,还有末端回肠与横结肠吻合后形成系膜阀隙等。一个正常的腹腔内并无压力差,肠管的各种运动(主要是蠕动)和肠内容物之重力作用及人体位突然改变,而致使肠管脱入隐窝、裂孔或间隙,由于肠管的蠕动,进入孔洞的肠曲增多,无法自行退回则会发生嵌闭、扭转、绞窄,甚至坏死。部分内疝由于肠管的运动,可自行退回复位,这就是间断出现发作性或慢性腹痛的原因。小肠内疝临床表现不典型,一直以来,正确的术前诊断是难点和重点。

2.诊断要点

(1)左侧十二指肠旁疝:①胃、胰腺之间囊性或囊袋状肿块,重建观察与其余腹内肠管相连,为移位、聚集的小肠;②肠系膜血管异常征包括肠系膜血管聚集、牵拉、扭转与充盈,肠系膜血管干左移或右移,超过一个主动脉宽度,并可见粗大的肠系膜血管进入病灶内;③肠系膜脂肪延伸进入病灶内;STS-MIP 观察有时可见疝口;④其他肠段移位,可见十二指肠第四段受压移位(图 7-38)。

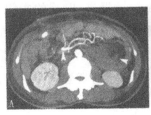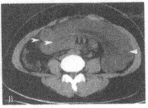

图 7-38　肠内疝

A.左侧十二指肠旁疝 STS-MIP 重建示,肠系膜上动脉主干移位,超过1个主动脉宽度(上箭头处),并可见肠系膜脂肪与病变内脂肪相连续;B 先天性肠系膜裂孔所致的空、回肠内疝,部分肠襻经裂孔向左侧疝入(右向箭头处),肠系膜血管受牵拉(多个星号),所累肠管因水肿呈靶环征及少量腹水(左向箭头处)

(2)经肠系膜疝的主要征象:①肠管或肠襻聚集、移位及拥挤、拉伸及鸟嘴征,肠襻经肠系膜裂孔疝入后,继续蠕动进入更多肠襻,可以显示聚集拥挤的肠襻;②其附属肠系膜血管异常征,包括肠系膜血管聚集、牵拉、扭转与充盈等,上述征象在 STS-MIP 重建时可以观察到；③肠系膜脂肪延伸进入病灶内，可见附属于疝入肠襻的肠系膜脂肪受牵连进入；④其他肠段移位，原来位置的腹腔空虚及疝入小肠襻对该位置的肠管推移；⑤可见疝口；⑥并发肠扭转时，可以显示为肠管及附属肠系膜血管的旋涡征。

（3）其他继发性征象：①肠梗阻，位于疝口附近的近段肠管有梗阻扩张积液征象；②靶环征，为疝入肠管缺血水肿所致；③腹水，早期可较少，位于疝入侧的结肠隐窝内，后期可以明显增加，提示绞窄性梗阻，甚至有发生坏死并弥漫性腹膜炎的趋势。

3.鉴别诊断

与粘连性肠梗阻、肠扭转、左侧十二指肠旁疝和腔外型胃间质瘤进行鉴别肠道肿瘤、其他原因肠梗阻。

4.特别提示

螺旋 CT 扫描及 MPR、STS-MIP 重建对小肠内疝的诊断具有重要价值。在检查急腹症或肠梗阻患者时，发现肠管或肠襻聚集、移位及拥挤、拉伸及鸟嘴征，附属肠系膜血管有充盈、拥挤等异常征象，或有其他肠段移位等征象时，并且临床上有腹部手术史，尤其是 Roux-en-Y 术式，或有慢性间歇性腹痛史，应该考虑到此病的可能。

（六）胆石性肠梗阻

1.病理和临床概述

胆石性肠梗阻最早（1896 年）由 Bouveret 报道，以胃的幽门部梗阻为特征，主要是指由于胆结石（多数为较大的胆囊结石）通过胆肠瘘移行在胃的远侧部分或十二指肠近侧部分，所造成的胃肠输出段的梗阻石性肠梗阻，是临床上极为少见的肠梗阻类型；已经发现许多较小的胆结石通过胆囊与十二指肠之间瘘管后，可以滑入小肠而引起小肠梗阻。患者有胆囊结石及慢性胆囊炎病史，临床症状和体征缺乏特异性，主要包括恶心、呕吐和上腹部疼痛等非特异性征象。

2.诊断要点

确诊胆石性肠梗阻的直接征象：①肠腔内胆结石；②胆囊与消化道之间瘘管。

有第一直接征象，以及以下任两种间接征象以上可以确诊为胆石性肠梗阻：①肠梗阻；②胆囊塌陷及胆囊与十二指肠之间边界不清；③胆囊和胆管积气（图 7-39）。

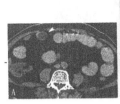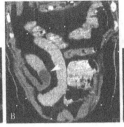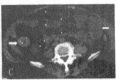

图 7-39 肠石性肠梗阻

A、B.阴性结石所致的肠梗阻,可见空回肠交界处低密度灶,局部肠壁有强化;C.为阳性结石所致的肠梗阻,可见回肠近段同心圆样结石密度灶(大箭头处),近段肠管扩张(小箭头处)

3.鉴别诊断

与粪石性肠梗阻、肿瘤性肠梗阻、粘连性肠梗阻鉴别。

4.特别提示

胆石性肠梗阻是临床上极为少见的肠梗阻类型,由于胆石性肠梗阻发病年龄较大,并发症较多,手术的风险性也随之增加。据文献总结,其病死率可高达33%。螺旋CT扫描在诊断胆石性肠梗阻上具有高度的敏感性和特异性。

(七)粪石性肠梗阻

1.病理和临床概述

粪石性肠梗阻的粪石的形成主要是因为某些食物中含有的鞣酸成分遇胃酸后形成胶状物质,胶状物质与蛋白质结合成为不溶于水的鞣酸蛋白,再有未消化的果皮、果核及植物纤维等相互凝集而成。粪石嵌入小肠引起粪石性肠梗阻。临床症状和体征同胆石性肠梗阻。

2.诊断要点

(1)大部分粪石CT片上呈类圆形、相对低密度,有筛状结构及气泡征,与大肠内容物根似,但小肠内容物一般无此形态,增强扫描无强化。

(2)肠梗阻的一般CT征象(图7-40)。

3.鉴别诊断

与胆石性肠梗阻、肿瘤性肠梗阻、粘连性肠梗阻及肠套叠鉴别。

4.特别提示

结合临床病史,螺旋CT扫描在粪石性肠梗阻的定位、定性上具有高度的敏感性和特异性,为临床正确诊断与治疗提供重要依据。

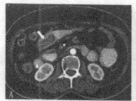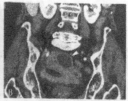

图 7-40 粪石性肠梗阻

A.空肠内粪石呈卵圆形低密度灶(箭头处),内部有气泡征;B.为回肠粪石冠状位重建,
可见粪石呈低密度影(横箭头处),内有气泡及筛孔结构,其远段肠管塌陷(下箭头处)

二、肠道炎症

(一)克罗恩病

1.病理和临床概述

小肠克罗恩病是一原因不明的疾病,多见于年轻人。表现为肉芽肿性病变,
合并纤维化和溃疡。好发于末段回肠,同时常侵犯回肠和空肠。临床常表现为
腹痛、慢性腹泻。

2.诊断要点

受累肠管的肠壁及肠系膜增厚,肠管狭窄,邻近淋巴结肿大和炎性软组织肿
块,邻近腹腔内脓肿或瘘管形成(图 7-41)。

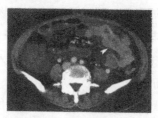

图 7-41 小肠克罗恩病

CT 检查显示左侧小肠肠壁增厚、强化,相应肠管狭窄,远段肠管正常(箭头处)

3.鉴别诊断

(1)肠结核:其他部位有结核病灶者有助于诊断,鉴别困难时可行抗结核药
物实验性治疗。

(2)肠淋巴瘤:小肠多发病灶,有腹腔淋巴结肿大,临床表现更明显。

(3)慢性溃疡性空回肠炎:肠管狭窄和扩张,临床腹痛腹泻明显。

4.特别提示

小肠插管气钡双重造影是诊断克罗恩病的首选方法。CT 扫描的作用在于
显示病变侵入腹腔的情况,可明确腹部包块的性质和腹腔内病变范围。

(二)肠结核

1.病理和临床概述

肠结核好发于回盲部,也可见于空回肠和十二指肠,多见于青壮年人。以肠壁和相邻淋巴结的纤维化和炎症为特征。临床常表现为腹痛、腹泻和便秘交替、低热等。

2.诊断要点

病变肠管狭窄,肠壁增厚,邻近淋巴结肿大。若伴有结核性腹膜炎,则可显示腹水和腹膜增厚。

3.鉴别诊断

与克罗恩病、肠淋巴瘤鉴别。增殖型肠结核同淋巴瘤有时鉴别困难,淋巴瘤范围广,淋巴结肿大,肠道受压移位,伴有肝、脾大。

4.特别提示

小肠钡剂造影是诊断肠结核的主要方法。

三、肠道肿瘤

(一)小肠腺癌

1.病理和临床概述

小肠腺癌肿瘤起源于肠黏膜上皮细胞,好发于十二指肠降段和空肠。多见于老年男性。病理学上分为肿块型和浸润狭窄型。肿瘤向腔内生长或沿肠壁浸润,产生梗阻症状。

2.诊断要点

肠壁局限性增厚或肿块形成,近段肠腔梗阻扩张,增强扫描显示病变不均质强化,可伴肠系膜淋巴结肿大。部分腺癌呈局部肠壁水肿增厚改变,但增强扫描有不均匀强化(图 7-42)。

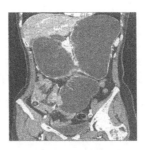

图 7-42　空肠腺癌

CT 冠状位重建可见局部肠管狭窄(箭头处)、肠壁明显
增厚,增强扫描有不均匀强化,近段肠管明显扩张

3.鉴别诊断

(1)十二指肠布氏腺增生:增强扫描为均匀一致强化,同肠壁表现相仿。

(2)小肠淋巴瘤:病灶常呈多发性改变。

4.特别提示

小肠造影是诊断小肠腺瘤的常用方法。CT扫描有助于显示肿块大小、形态、范围,以及同周围器官的关系、转移情况。必要时可行CT扫描引导下穿刺活检。

(二)小肠淋巴瘤

1.病理和临床概述

小肠淋巴瘤可原发于小肠,也可为全身淋巴瘤的一部分。淋巴瘤起源于肠壁黏膜下层淋巴组织,向内浸润黏膜,使黏膜皱襞变平、僵硬,向外侵入浆膜层、系膜及淋巴结。临床常有高位肠梗阻症状。

2.诊断要点

肠壁增厚,肠腔狭窄,局部形成肿块,病变向肠腔内、外生长,增强扫描显示病变轻中度强化。肠系膜及后腹膜常受累(图7-43)。

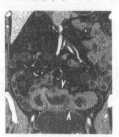

图 7-43　回肠淋巴瘤

CT增强扫描后冠状位重建可见下腹部回肠肠壁明显增厚,范围较广,肠腔未见明显狭窄,增强扫描呈中度均匀强化

3.鉴别诊断

同小肠腺癌、小肠克罗恩病等鉴别。

4.特别提示

小肠造影是诊断小肠淋巴瘤的常用方法。CT扫描有助于显示肿块大小、形态、范围,以及同周围器官的关系、转移情况。必要时可行CT扫描引导下穿刺活检。

(三)结肠癌

1.病理和临床概述

结肠癌为常见消化道肿瘤,好发于直肠及乙状结肠。病理多为腺癌,分增生型、浸润型、溃疡型。临床常有便血及肠梗阻症状。

2.诊断要点

结肠或直肠壁不规则增厚,累及部分或全周肠壁,肠腔内见分叶或菜花状肿块;晚期肠腔狭窄并侵犯浆膜,肠外脂肪层密度增高,周围淋巴结肿大。增强扫描显示病灶强化较明显(图7-44)。

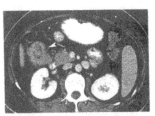

图 7-44　结肠肝曲癌

CT检查显示结肠肝曲肠壁不规则增厚,局部见菜花状肿块突入肠腔,相应肠腔狭窄

3.鉴别诊断

(1)肠结核:病灶多同时累及盲肠、升结肠和回盲部,表现为管腔狭窄变形,三维重建有助于诊断。

(2)溃疡性结肠炎:常先累及直肠和乙状结肠,病变呈连续状态,无明显肿块。

4.特别提示

在日常工作中,部分肠梗阻患者因梗阻存在,临床不能行内镜检查,常不能明确梗阻原因,行CT检查,能较明确地诊断结肠癌。

参考文献

[1] 罗娅红,杨帆.中华医学影像案例解析宝典乳腺分册[M].北京:人民卫生出版社,2018.

[2] 庄奇新,李明华.侧颅底影像学[M].上海:上海科学技术出版社,2018.

[3] 江洁,董道波,曾庆娟.实用临床影像诊断学[M].汕头:汕头大学出版社,2020.

[4] 陆勇,严福华.肌肉骨骼影像学[M].上海:上海科学技术出版社,2018.

[5] 朱晓宁.现代影像诊断与鉴别[M].上海:上海交通大学出版社,2018.

[6] 周俊.现代胸部影像诊断与技术[M].长春:吉林科学技术出版社,2018.

[7] 陈懿,刘洪胜.基础医学影像学[M].武汉:武汉大学出版社,2018.

[8] 菅吉华.临床疾病影像诊断[M].长春:吉林科学技术出版社,2019.

[9] 许乙凯,吴仁华.医学影像学[M].西安:西安交通大学出版社,2017.

[10] 李德泰,谭利华,谭长连,等.非典型病例影像诊断与鉴别诊断[M].长沙:湖南科学技术出版,2018.

[11] 张志强.当代影像诊断学[M].长春:吉林科学技术出版社,2019.

[12] 赵金坤,戴东.肿瘤基础影像诊断须知[M].天津:天津科技翻译出版社,2017.

[13] 王彩环.新编医学影像学[M].天津:天津科学技术出版社,2018.

[14] 刘玉银,乔嘉斌,孙鲁伟.普外科与影像诊断[M].长春:吉林科学技术出版社,2019.

[15] 王之民.实用影像检查技术与诊断学[M].西安:西安交通大学出版社,2018.

[16] 王木生.医学影像诊断报道书写规范[M].西安:西安交通大学出版社,2017.

[17] 余建明,李真林.医学影像技术学[M].北京:科学出版社,2018.

[18] 何正平.实用医学影像诊疗指南[M].长春:吉林科学技术出版社,2019.

[19] 刘海明.临床医学影像技术新进展[M].长春:吉林科学技术出版社,2017.

[20] 刘玉银,乔嘉斌,孙鲁伟.普外科与影像诊[M].长春:吉林科学技术出版社,2019.

[21] 周纯武,赵心明.肿瘤影像诊断图谱[M].北京:人民卫生出版社,2018.

[22] 周俊林,白亮彩.神经系统肿瘤影像与病理[M].长春:吉林科学技术出版社,2019.

[23] 蔡东梅.新编医学影像诊断学[M].长春:吉林科学技术出版社,2018.

[24] 易西南,夏玉军.医学影像应用解剖学[M].北京:科学出版社,2018.

[25] 翟瑞桥.实用影像诊断与临床应用[M].长春:吉林科学技术出版社,2019.

[26] 温竞,吉玉刚.头颈部影像检查技术[M].镇江:江苏大学出版社,2017.

[27] 王骏.医学影像技术学[M].北京:科学出版社,2017.

[28] 黄浩.医学影像技术与诊断应用[M].长春:吉林科学技术出版社,2019.

[29] 付海鸿,胡军武.医学影像信息学[M].北京:人民卫生出版社,2018.

[30] 陈懿,刘洪胜.基础医学影像学[M].武汉:武汉大学出版社,2018.

[31] 仲捷.实用常见临床疾病影像学研究[M].北京:科学技术文献出版社,2018.

[32] 菅吉华.临床疾病影像诊断[M].长春:吉林科学技术出版社,2019.

[33] 马小静,何亚峰,陈鑫.心血管影像解剖图谱[M].北京:人民卫生出版社,2018.

[34] 郭启勇.住院医师规范化培训影像诊断手册[M].北京:人民卫生出版社,2017.

[35] 李春卫,王道才,黄世廷.小肠疾病影像学检查与诊断[M].济南:山东科学技术出版社,2017.

[36] 李佳.核磁诊断在脑静脉窦血栓中的价值研究[J].世界最新医学信息文摘,2019,19(32):188-189.

[37] 石海,高翔.CT 技术与故障维修研究[J].影像研究与医学应用,2019,3(14):101-102.

[38] 王毅,张春柱,台文玉.CT 与 MRI 诊断技术在眼科临床应用的必要性[J].中国中医眼科杂志,2020,30(7):518-520.

[39] 彭拥军,邱永生,王江蓉.艾滋病继发肺结核患者 ART 引起免疫重建 CT 表现特点分析[J].世界最新医学信息文摘,2019,19(25):180-181.

[40] 黄先敏,方莉莉,林修径.小细胞肺癌及肺鳞癌多层螺旋 CT 影像特征及鉴别诊断分析[J].实用医学影像杂志,2020,21(6):680-682.